Laura Bien

Die Nutzenbewertung von Arzneimitteln und Medizinprodukten

Wie sich innovative Medizinprodukte auf dem Medizinmarkt etablieren

Bibliografische Information der Deutschen Nationalbibliothek:

Die Deutsche Nationalbibliothek verzeichnet diese Publikation in der Deutschen Nationalbibliografie; detaillierte bibliografische Daten sind im Internet über http://dnb.d-nb.de abrufbar.

Impressum:

Copyright © Science Factory 2021

Ein Imprint der GRIN Publishing GmbH, München

Druck und Bindung: Books on Demand GmbH, Norderstedt, Germany

Covergestaltung: GRIN Publishing GmbH

Zusammenfassung

Innovative Medizinprodukte bieten die Chance die Gesundheitsversorgung zu verbessern, bergen jedoch auch das Risiko den Patienten zu schaden. In den letzten Jahren machten die Medien vermehrt auf die Risiken aufmerksam und forderten mit Verweis auf den Arzneimittelmarkt strengere Regulierungen. Seitdem wird europaweit über eine Verschärfung der Anforderungen an Medizinprodukte diskutiert. Mit der Einführung der Medizinprodukteverordnung (MDR), der Nutzenbewertung nach § 137h SGB V sowie einer europäische Nutzenbewertung soll die Patientensicherheit zukünftig erhöht werden. Der Medizinproduktemarkt befindet sich im Umbruch und die Politik steht vor der Herausforderung den zeitnahen Zugang zu Innovationen zu gewährleisten, ohne die Patientensicherheit zu vernachlässigen. Ziel dieser Arbeit ist die Analyse von Problemen bei der Bewertung von Medizinprodukten insbesondere im Vergleich zu den Arzneimitteln unter Betrachtung der zukünftigen gesetzlichen Änderungen.

Die vorliegende Arbeit basiert auf einer Literaturrecherche. Der Vergleich der beiden Nutzenbewertungsverfahren erfolgt anhand ausgewählter Kriterien, die sich an einer Studie zum Vergleich verschiedener HTA-Verfahren orientiert. Zudem werden die Ergebnisse aller bis zum 01.05.2019 abgeschlossenen Verfahren untersucht.

Im Gegensatz zu der Nutzenbewertung von Arzneimitteln konnte die Bewertung von Medizinprodukten nicht etabliert werden. Neben Problemen der Akzeptanz unterscheiden sich die beiden Verfahren insbesondere hinsichtlich der Zulassungsbedingungen, bevorzugten Evidenz, zu bewertenden Produkte, Verantwortung des Herstellers sowie des Aufgreifkriteriums für die Nutzenbewertung. Die unterschiedlichen Autoren bemängeln Probleme hinsichtlich der Transparenz, Evidenz und Struktur der Verfahren. Die Einführung der MDR wird voraussichtlich viele Probleme beseitigen, dennoch ist eine Nutzenbewertung von Medizinprodukten unabdingbar, um die Patientensicherheit zu erhöhen.

Anzahl der Zeichen: 119.818

Abstract

Innovative medical devices offer the opportunity to improve health care, but also carry the risk of harming patients. In recent years, the media have increasingly drawn attention to the risks and demanded stricter regulations with reference to the pharmaceutical market. Since then, there has been discussion throughout Europe about tightening the requirements for medical devices. With the introduction of the Medical Devices Regulation (MDR), the benefit assessment according to § 137h SGB V and a European benefit assessment, patient safety is to be increased in the future. The medical device market is in a state of upheaval and politicians are faced with the challenge of ensuring timely access to innovations without neglecting patient safety. The aim of this work is to analyse problems in the evaluation of medical devices, especially in comparison to drugs, taking into account future changes in legislation.

The present work is based on a literature search. The comparison of the two benefit assessment procedures is based on selected criteria, which are based on a study comparing different HTA procedures. In addition, the results of all procedures completed by 01.05.2019 will be examined.

In contrast to the benefit assessment of drugs, the assessment of medical devices could not be established. In addition to problems of acceptance, the two procedures differ in particular with regard to the approval conditions, preferred evidence, products to be evaluated, manufacturer responsibility, and the criterion used for the benefit assessment. The different authors criticize problems with regard to transparency, evidence and structure of the procedures. The introduction of the MDR is expected to eliminate many problems, but a benefit assessment of medical devices is indispensable to increase patient safety.

Number of characters: 119.818

Inhaltsverzeichnis

Zusammenfassung III

Abstract IV

Abbildungsverzeichnis VII

Tabellenverzeichnis VIII

Abkürzungsverzeichnis IX

1 Bedeutungsgewinn von Bewertungsmethoden bei Gesundheitstechnologien 1

1.1 Problemstellung und Zielsetzung 1

1.2 Aufbau der Arbeit 3

2 Rechtliche Rahmenbedingungen für Gesundheitstechnologien 4

2.1 Definition Health Technology Assessment 4

2.2 Abgrenzung der Medizinprodukte von Arzneimitteln 5

2.3 Klassifizierung von Medizinprodukten 7

3 Bewertungsverfahren für Gesundheitstechnologien in Deutschland 10

3.1 Medizinprodukte 10

3.2 Arzneimittel 18

4 Methodisches Vorgehen 24

4.1 Herleitung der Forschungsfragen 24

4.2 Gegenüberstellung der Bewertungsverfahren 25

4.3 Vergleich der Ergebnisse der Nutzenbewertungsverfahren 26

5 Ergebnisse 28

5.1 Gegenüberstellung der Bewertungsverfahren 28

5.2 Evaluation der Nutzenbewertung von Medizinprodukten nach § 137h SGB V 30

5.3 Evaluation der Nutzenbewertung von Arzneimittel nach § 35a SGB V 39

5.4 Zusammenfassung der Ergebnisse 46

6 Diskussion **49**

7 Fazit **58**

Literaturverzeichnis **60**

Anhang **76**

Abbildungsverzeichnis

Abbildung 1: Ablauf der Methodenbeiwertung von Medizinprodukten 14

Abbildung 2: Ablauf der Nutzenbewertung von Arzneimitteln 21

Abbildung 3: Verteilung nach Jahr der § 137h SGB V-Verfahren 30

Abbildung 4: Verteilung nach Art der § 137h SGB V-Verfahren 31

Abbildung 5: Ergebnisse der Beratungsverfahren nach § 137h SGB V 32

Abbildung 6: Ergebnisse der Bewertungsverfahren nach § 137h SGB V 32

Abbildung 7: Evidenz der eingereichten Studien der Bewertungsverfahren nach § 137h SGB V 34

Abbildung 8: Verteilung nach Art der § 35a SGB V-Verfahren 40

Abbildung 9: Verteilung nach Jahr der § 35 a SGB V-Verfahren 40

Abbildung 10: Maximales Ausmaß des Zusatznutzens aller abgeschlossenen Verfahren 42

Abbildung 11: Ausmaß des Zusatznutzens nach Teilpopulation 42

Abbildung 12: Begründungen des G-BA für einen nicht belegten Zusatznutzen 43

Abbildung 13: Ergebnisse der Preisfindung 44

Tabellenverzeichnis

Tabelle 1: Risikoklassifizierung von Medizinprodukten 9

Tabelle 2: Gegenüberstellung der Methodenbewertung von Medizinprodukten und der frühen Nutzenbewertung von Arzneimitteln 28

Tabelle 3: Übersicht der Bewertungsverfahren nach § 137h SGB V 36

Abkürzungsverzeichnis

AdvaMed	Advanced Medical Technology Association
AIM	Assessment in Medicine
AMG	Arzneimittelgesetz
AMNOG	Arzneimittel-Neuordnungsgesetz
AM-NutzenV	Arzneimittel Nutzenverordnung
BfArM	Bundesinstitut für Arzneimittel und Medizinprodukte
BMG	Bundesministerium für Gesundheit
BPI	Bundesverband der Pharmazeutischen Industrie
BVMed	Bundesverband Medizintechnologie
CE	Conformité Européenne
CHMP	Committee for Medicinal Products for Human Use
DEGUM	Deutsche Gesellschaft für Ultraschall in der Medizin
DKG	Deutsche Krankenhaus Gesellschaft
DRG	Diagnosis Related Groups
DRKS	Deutschen Register Klinischer Studien
EMA	European Medical Agency
EU	Europäische Union
EUDAMED	European Databank on Medical Devices
EUnetHTA	European Network for Health Technology Assessment
FDA	Food and Drug Administration
G-BA	Gemeinsamer Bundesausschuss
GKV	Gesetzliche Krankenversicherung
GKV-SV	Spitzenverband der gesetzlichen Krankenversicherungen
GKV-VSG	GKV-Versorgungsstärkungsgesetz
HTA	Health Technology Assessment
InEK	Institut für das Entgeltsystem im Krankenhaus

IQWiG	Institut für Qualität und Wirtschaftlichkeit im Gesundheitswesen
KBV	Kassenärztliche Bundesvereinigung
KHEntgG	Krankenhausentgeltgesetz
LSG	Landessozialgericht
MDCG	Medical Device Coordination Group
MDR	Medical Device Regulation
MeMBV	Medizinproduktemethodenbewertungsverordnung
MPG	Medizinproduktegesetz
NICE	National Institute for Health and Care Excellence
NUB	Neue Untersuchungs- und Behandlungsmethode
PEI	Paul-Ehrlich-Institut
PIP	Poly Implant Prothèse
PRO	Patient reported outcome
pU	Pharmazeutischer Unternehmer
RCT	Randomized Controlled Trial
SGB	Sozialgesetzbuch
SVR	Sachverständigenrat zur Begutachtung der Entwicklung im Gesundheitswesen
TSVG	Terminservice- und Versorgungsgesetz
TÜV	Technischer Überwachungsverein
USg-HIFU	Ultraschallgesteuerte hoch-intensive fokussierte Ultraschalltherapie
VerfO	Verfahrensordnung des Gemeinsamen Bundesausschusses
Vfa	Verband Forschender Arzneimittelhersteller
ZLG	Zentralstelle der Länder für Gesundheitsschutz bei Arzneimitteln und Medizinprodukten
ZN	Zusatznutzen
ZNS	Zentrales Nervensystem

ZKS	Zentrales Kreislaufsystem
zVT	Zweckmäßige Vergleichstherapie

1 Bedeutungsgewinn von Bewertungsmethoden bei Gesundheitstechnologien

1.1 Problemstellung und Zielsetzung

Neben Arzneimitteln sind Medizinprodukte ein wesentlicher Bestandteil der Gesundheitsversorgung. Obwohl insbesondere innovative Gesundheitstechnologien die Chance bieten die Patientenversorgung nachhaltig zu verbessern, haben die Medien in den letzten Jahren auf den potenziellen Schaden dieser Produkte aufmerksam gemacht (vgl. Zens *et al.*, 2015, S. 240). Die internationale Recherche investigativer Journalisten „The Implant Files" zeigte, dass weltweit jährlich hunderttausende Menschen an den Folgen mangelhafter Medizinprodukte leiden. Die Zahl der nachgewiesenen Probleme in Deutschland war im Jahr 2017 so hoch wie nie zuvor. Etwa 14.000 Vorkommnisse, bei denen in mehr als 50 Prozent der Fälle ein Medizinprodukt den Schaden verursacht hatte, wurden dokumentiert (vgl. BR24, 2018, o.S.). Die Relevanz dieses Problems verdeutlichen Zahlen des Statistischen Bundesamts (2017, o.S.). Jährlich werden in Deutschland 130.000 Herzschrittmacher, 240.000 Hüft- und 190.000 Kniegelenke implantiert. Vor dem Hintergrund der demografischen Entwicklung und des dadurch steigenden Bedarfs wird die Zahl in den kommenden Jahren voraussichtlich weiter steigen.

Es manifestiert sich ein Konflikt zwischen dem zeitnahen Zugang zu Innovationen und der Gewährleistung der Patientensicherheit. Die verschiedenen Akteure (Hersteller, Sozialversicherungen, Politik, Patienten) haben dabei eigene Partikularinteressen und gewichten Konfliktpunkte unterschiedlich. Die Hersteller von Medizinprodukten wünschen sich einen schnellen, unkomplizierten Zugang in die Erstattung, während Sozialversicherungen nur für wirksame Methoden aufkommen wollen und dafür mehr Evidenznachweise fordern. Patienten möchten schnell und sicher von Innovationen profitieren. Die Politik muss alle Interessen vereinen und als regulierendes Organ die Patienten schützen sowie den Markt für Hersteller attraktiv gestalten (vgl. Mühlbacher und Juhnke, 2018, S. 81 f.). Hierfür bedient sie sich dem Instrument des *Health Technology Assessments* (HTA), welches Ineffizienzen des Gesundheitswesens wie alte, überteuerte, zu wenig wirksame oder gar schädliche Technologien identifiziert mit der Folge ihren Erstattungspreis zu senken oder sie aus dem Leistungskatalog der gesetzlichen Krankenversicherung (GKV) zu entfernen (vgl. Widrig, 2015, S. 65). Die Ausgestaltung kann dabei unterschiedlich strikt sein. Cassel und Ulrich (2017, S. 138) weisen darauf hin, dass durch zu strikte Bewertungen Versorgungslücken entstehen könnten und durch zu milde Bewertungen nutzlose Technologien Einzug in die Erstattungsfähigkeit erhalten. Obwohl das Schadenspotenzial von Medizinprodukten hoher Risikoklassen vergleichbar mit dem von Arzneimitteln ist, unterliegen die beiden Produktgruppen unterschiedlich strengen Vorgaben hinsichtlich Marktzugang und Nutzenbewertung (vgl. Sauerland, 2017, S. 30). Während es im Arzneimittelsektor seit 1976 ein bundeseinheitliches Genehmigungsverfahren gibt, in dessen Rahmen die Wirksamkeit und Unbedenklichkeit nachzuweisen ist (vgl. Taxacher, 2006, o.S.) und seit 2011 auf Basis des HTA-Verfahrens der frühen Nutzenbewertung ein Erstattungsbetrag für Arzneimittel vereinbart wird, unterlag der Medizinproduktemarkt lange weniger strengen Regulierungen. Erst der Skandal um minderwertige Brustimplantate des Herstellers *Poly Implant Prothèse* (PIP) im Jahr 2010 verdeutlichte die Unerlässlichkeit einer kontrollierten und qualitativ hochwertigen Bewertung von Wirksamkeit, Sicherheit und Nutzen auch in diesem Bereich (vgl. Seidel *et al.*, 2014, S. 408 f.). Es folgten mehrfach Anpassungen der Richtlinien zur Zulassung von Medizinprodukten, welche jedoch von Kritikern mit Verweis auf den Arzneimittelmarkt als unzureichend empfunden wurden (vgl. Zens *et al.*, 2015, S. 244 f.). Nach jahrelangen Debatten trat 2017 die Medizinprodukteverordnung (MDR), welche für mehr Transparenz, Evidenz und Sicherheit sorgen soll, mit einer Übergangszeit von drei Jahren in Kraft (vgl. Bohnet-Joschko *et al.*, 2018, S. 148). Ein Jahr zuvor wurde dem Gemeinsamen Bundesausschuss (G-BA), mit in Kraft treten des § 137h SGB V, die gesetzliche Aufgabe übertragen, neben der Nutzenbewertung von Arzneimitteln nun auch die Bewertung von Methoden, die maßgeblich auf dem Einsatz eines Hochrisiko-Medizinproduktes basieren, durchzuführen (vgl. Mühlbacher und Juhnke, 2018, S. 81). Drei Jahre sind seit Einführung der Nutzenbewertung von Medizinprodukten vergangen und die ersten Ergebnisse zeigen Uneinigkeit und Enttäuschung. Die Erwartungen des Gesetzgebers von ca. 20 Verfahren pro Jahr (vgl. Deutscher Bundestag, 2015, S. 65), wurden mit 24 Verfahren in drei Jahren weit unterschritten. Experten des Instituts für Qualität und Wirtschaftlichkeit im Gesundheitswesen (IQWiG) sind der Meinung, dass die vergangenen Gesetzesänderungen nicht ausreichen und es dringenden Nachbesserungsbedarf gebe (vgl. Ärzteblatt, 2018a, o.S.). Mit dem im Mai 2019 verabschiedeten Terminservice- und Versorgungsgesetz (TSVG) wurden bereits erste Anpassungen am § 137h SGB V vorgenommen, die mit in Kraft treten der MDR verbindlich werden.

Vor dem Hintergrund dieser Entwicklungen wird in der vorliegenden Arbeit das deutsche Verfahren zur Zulassung, Nutzenbewertung und Erstattung von Medizinprodukten betrachtet und mit dem Arzneimittelverfahren verglichen. Das Ziel besteht darin, Schwachstellen des Systems aufzuzeigen und Verbesserungspotenziale abzuleiten. Auf diesem Weg wird geprüft, ob Lerneffekte aus dem Arzneimittelmarkt auf den Bewertungsprozess von Medizinprodukte übertragbar sind.

1.2 Aufbau der Arbeit

Im ersten Teil dieser Arbeit wird der HTA-Prozess definiert und dadurch der Begriff Gesundheitstechnologien hergeleitet, unter dem im weiteren Verlauf der Arbeit Medizinprodukte und Arzneimittel zu verstehen sind. Da beide Produktgruppen unterschiedliche Merkmale aufweisen und verschiedenen Regulierungen unterliegen, werden sie voneinander abgegrenzt. Aufgrund des großen Produktspektrums werden Medizinprodukte in Risikogruppen klassifiziert. Diese Klassifizierung ist von Bedeutung, da der Fokus dieser Arbeit auf den sog. Hochrisiko-Medizinprodukten liegt.

Um die Grundlage für die Betrachtung und Diskussion bisheriger Ergebnisse der beiden HTA-Verfahren zu schaffen, werden in Kapitel 3 beide Bewertungsverfahren vom Inverkehrbringen bis zur Erstattung der Produkte beschrieben. Hierbei werden besonders die zeitlichen Abläufe der Verfahren sowie Zuständigkeiten der beteiligten Akteure betrachtet. In Kapitel 4 wird die Forschungsfrage hergeleitet und das weitere Vorgehen beschrieben. Mit Hilfe einer Gegenüberstellung der Verfahrensmerkmale, sowie einer Evaluation bisheriger Bewertungsergebnisse werden Unterschiede, Probleme und Schwächen identifiziert. Diese Ergebnisse sind Grundlage für die Diskussion der Schwierigkeiten im deutschen Medizinproduktemarkt und der Übertragbarkeit von Lerneffekten aus dem Arzneimittelbereich. Auch der Einfluss zukünftiger politischer Entwicklungen wird untersucht. Die Arbeit schließt mit einem Fazit, in dem die Ergebnisse der Diskussion zusammengefasst und ein Ausblick auf die weitere Entwicklung des Medizinproduktemarkts gegeben wird.

Die vorliegende Arbeit basiert auf einer reinen Literaturrecherche. Aufgrund der Aktualität des Themas und des Umbruchs, die der Markt zurzeit erfährt, werden primär Internetquellen verwendet.

2 Rechtliche Rahmenbedingungen für Gesundheitstechnologien

2.1 Definition Health Technology Assessment

Der Begriff Gesundheitstechnologie wird im deutschen Sprachgebrauch selten verwendet und taucht meist im Zusammenhang mit *Health Technology Assessments* auf, was im Deutschen mit „Bewertung von Gesundheitstechnologien" übersetzt wird. Gesundheitstechnologien umfassen dabei Interventionen zur Prävention, Diagnose und Behandlung von Krankheit, Förderung von Gesundheit sowie Rehabilitation. Damit verbunden ist die Anwendung von Arzneimitteln und Medizinprodukten sowie der Einsatz von gesundheitsbezogenen Verfahren und Organisationssystemen (vgl. INAHTA, 2019, o.S.). Für HTA existieren verschiedene Definitionen.

Das *European Network for Health Technology Assessment* (EUnetHTA) (2019, o.S.) definiert HTA bspw. als einen interdisziplinären Prozess, welcher Informationen zu medizinischen, ökonomischen, sozialen und ethischen Aspekten im Zusammenhang mit dem Einsatz einer Gesundheitstechnologie systematisch, transparent und unverzerrt zusammenfasst, um einen Entscheidungsprozess zu unterstützen.

Henshall *et al.* (1997 zitiert nach Perleth und Busse, 2004, S. 173) hingegen bezeichnen HTA als eine Form der Politikfeldanalyse, die systematisch kurz- und langfristige Konsequenzen bei der Anwendung einer medizinischen Technologie, einer Gruppe verwandter Technologien oder eines technologiebezogenen Sachverhalts, mit dem Ziel Entscheidungen in Politik und Praxis zu unterstützen, untersucht.

Insgesamt lässt sich feststellen, dass HTA-Berichten auf einer systematischen Recherche vorhandener Studien zur Effektivität und Effizienz einzelner Gesundheitstechnologien basieren (vgl. Greiner, 2012, S. 459). Sie verfolgen das Ziel, Informationen bestmöglich, nach aktuellstem Stand der wissenschaftlichen Erkenntnisse sowie weitestgehend neutral und aus verschiedenen Blickwinkeln aufzuarbeiten, um damit die Basis einer gerechten und verantwortungsvollen Entscheidung zu schaffen. HTA ist nicht nur ein Instrument, um Kosten zu senken, sondern auch um die Qualität der Versorgung zu verbessern (vgl. Widrig, 2015, S. 64 f.). Durchgeführte Bewertungen werden in der Politik und Praxis genutzt, um Entscheidungen zu neuen innovativen Technologien zu treffen. Beispiele hierfür sind die Aufnahme einer Methode in den Leistungskatalog sowie das Festlegen eines maximal zu erstattenden Preises. In Deutschland trifft der G-BA, ein paritätisch besetztes Gremium der gemeinsamen Selbstverwaltung, diese Entscheidungen. Unterstützt wird er durch das IQWiG, welches die den Entscheidungen zugrundeliegenden Bewertungen erstellt (vgl. Greiner, 2012, S. 457). Da in Deutschland für Medizinprodukte und Arzneimittel Gesundheitstechnologie-Bewertungen durchgeführt werden, ist es möglich, die Verfahren zu vergleichen. Daher stehen diese beiden Produktgruppen im Fokus der vorliegenden Arbeit und werden im nächsten Schritt voneinander abgegrenzt.

2.2 Abgrenzung der Medizinprodukte von Arzneimitteln

Die Abgrenzung von Medizinprodukten zu Arzneimitteln ist wichtig, da beide Produktgruppen unterschiedlichen Regulierungen bezüglich des Marktzugangs und der Verkehrsfähigkeit unterliegen. Besonders die klinische Forschung unterscheidet sich bei Medizinprodukten und Arzneimitteln (vgl. BVMed, 2016, o.S.).

Arzneimittel werden in Deutschland durch das Arzneimittelgesetz (AMG) reguliert. Dieses definiert Arzneimittel als „Stoffe oder Zubereitungen aus Stoffen, die zur Anwendung im oder am menschlichen oder tierischen Körper bestimmt sind und als Mittel mit Eigenschaften zur Heilung oder Linderung oder zur Verhütung menschlicher oder tierischer Krankheiten oder krankhafter Beschwerden bestimmt sind oder die im oder am menschlichen oder tierischen Körper angewendet oder einem Menschen oder einem Tier verabreicht werden können, um entweder die physiologischen Funktionen durch eine pharmakologische, immunologische oder metabolische Wirkung wiederherzustellen, zu korrigieren oder zu beeinflussen oder eine medizinische Diagnose zu erstellen" (§ 2 Abs. 1 AMG).

Die Regulierung von Medizinprodukten ist deutlich komplexer. Auf europäischer Ebene gibt es drei Richtlinien, die unterschiedliche Arten von Medizinprodukten definieren: *In-vitro*-Diagnostika (98/79/EWG), aktive implantierbare (90/385/EWG) und sonstige Medizinprodukte (93/42/EWG). Zusätzlich werden die sonstigen Medizinprodukte in die Risikogruppen I, IIa, IIb und III unterteilt (siehe dazu Kapitel 2.3). Da eine Nutzenbewertung ausschließlich für Medizinprodukten hoher Risikoklassen durchgeführt wird und zu diesen aktive implantierbare sowie sonstige Medizinprodukte der Klassen IIb und III (§ 2 Abs. 1 MeMBV) zählen, werden im Folgenden die *In-vitro*-Diagnostika nicht näher betrachtet. Die Umsetzung der europäischen Richtlinien erfolgt in Deutschland durch das Medizinproduktegesetz (MPG).

Derzeit ist der Begriff Medizinprodukt in § 3 MPG festgelegt und umfasst „alle einzeln oder miteinander verbunden verwendeten Instrumente, Apparate, Vorrichtungen, Software, Stoffe und Zubereitungen aus Stoffen oder andere Gegenstände einschließlich der vom Hersteller speziell zur Anwendung für diagnostische oder therapeutische Zwecke bestimmten und für ein einwandfreies Funktionieren des Medizinproduktes eingesetzten Software, die vom Hersteller zur Anwendung für Menschen mittels ihrer Funktionen zum Zwecke

a) der Erkennung, Verhütung, Überwachung, Behandlung oder Linderung von Krankheiten,

b) der Erkennung, Überwachung, Behandlung, Linderung oder Kompensierung von Verletzungen oder Behinderungen,

c) der Untersuchung, der Ersetzung oder der Veränderung des anatomischen Aufbaues oder eines physiologischen Vorgangs oder

d) der Empfängnisregelung

zu dienen bestimmt sind und deren bestimmungsgemäße Hauptwirkung im oder am menschlichen Körper weder durch pharmakologisch oder immunologisch wirkende Mittel noch durch Metabolismus erreicht wird, deren Wirkungsweise aber durch solche Mittel unterstützt werden kann." (MPG § 3 Absatz 1 a-d).

Die Definitionen zeigen einige Gemeinsamkeiten, wodurch die Begriffsabgrenzung erschwert wird. Beide Produktgruppen verfolgen mit der Erkennung, Verhütung, Heilung und Linderung von Krankheiten ein gemeinsames Anwendungsziel. Außerdem beeinflussen sowohl Medizinprodukte als auch Arzneimittel die Beschaffenheit oder ersetzen Teile des menschlichen Körpers. Folglich ist die Zweckbestimmung der Produkte identisch und kann nicht als Unterscheidungsmerkmal dienen. Die Abgrenzung muss daher auf Grundlage der bestimmenden Hauptwirkung erfolgen. Wie herausfordernd dies ist, zeigen folgende Beispiele: Während Röntgenkontrastmittel in die Gruppe der Arzneimittel eingeordnet wird, zählt Gel für Sonographie-Geräte zu den Medizinprodukten (vgl. Zippel, 2016, S. 13).

Im Unterschied zu Arzneimitteln wird die bestimmungsgemäße Hauptwirkung bei Medizinprodukten nicht pharmakologisch, metabolisch oder immunologisch, sondern primär physikalisch erreicht (vgl. BVMed, 2016, o.S.). Folglich wirken Medizinprodukte auf den Körper ein, während Arzneimittel auf molekularer Ebene in Wechselwirkung mit den menschlichen Strukturen treten. Diese Unterscheidung ist wichtig, da sich hieraus die Abhängigkeit eines Arzneimittels von der biologischen Variabilität, z.B. in Form von Verstoffwechslung, des Patienten ergibt. Dadurch ergeben sich bei Arzneimitteln häufig unerwünschte Ereignisse (Nebenwirkungen). Ihr Eintritt, die Schwere und Reversibilität sind dabei nicht abschätzbar. Bei Medizinprodukten sind solche Effekte eher vorhersehbar und für gewöhnlich reversibel (vgl. BVMed, 2014a, o.S.). Ärzte nehmen bei der Anwendung von Arzneimitteln nur einen geringen Einfluss auf die Wirkung dieser. Medizinprodukte hingegen werden im Rahmen von Prozeduren angewendet und zeigen in ihrer Wirkung dadurch eine hohe Abhängigkeit von den Fähigkeiten des Anwenders auf (vgl. Fuchs *et al.*, 2017, S. 222). Außerdem betont der Bundesverband Medizintechnologie (BVMed) (2019, S. 6), dass sich Innovationsprozesse zwischen Medizintechnik- und Pharmabranche deutlich unterscheiden. Ein Großteil der Medizinprodukte sind Weiterentwicklungen bestehender Produkte, sog. Schrittinnovationen.

2.3 Klassifizierung von Medizinprodukten

Aufgrund ihrer Heterogenität werden Medizinprodukte in vier Klassen unterteilt: I, IIa, IIb und III (vgl. § 13 MPG). Die Einordnung erfolgt auf Basis der Klassifizierungsregeln der MDR unter Berücksichtigung der Zweckbestimmung und dem mit dem Produkt verbundenen Risikopotenzial für den menschlichen Körper (vgl. Leitgeb, 2015, S. 20). Die Klassifizierung von Medizinprodukten ist von grundlegender Bedeutung, da an die verschiedenen Risikoklassen unterschiedliche Konformitätsbewertungsverfahren gebunden sind (vgl. Becker und Norgall, 2011, S. 9).

Ausschlaggebend für die Einordnung der Risikoklassen sind vor allem Dauer (vorrübergehend, kurzzeitig, langzeitig) und Ort der Anwendung (invasiv, chirurgisch invasiv, implantierbar). Je länger ein Produkt angewendet wird oder je tiefer es sich im menschlichen Körper befindet, desto höher ist das Risiko und damit verbunden auch die Risikoklasse (vgl. Land, 2018, S. 220 f.). Das wichtigste Kriterium ist jedoch die Produktaktivität (aktiv, nicht aktiv). Ein Produkt ist dann aktiv, wenn es Energie (z.B. Herzschrittmacher) oder pharmakologisch wirksame Substanzen (z.B. Infusionspumpe) an den menschlichen Körper abgibt (vgl. Schulenburg, 2007, S. 4). Zudem merkt der BVMed (2015, o.S.) an, dass Produkte einer höheren Risikoklasse mehr Fremdkontrolle bedürfen. Während der Marktzugang von Medizinprodukte der Klasse I und IIa wenig bis gar nicht von einer externen

Stelle überprüft wird, bedarf es bei Produkten der Klassen IIb und III einer umfassenden, externen Zertifizierung durch eine staatlich anerkannte Prüf- und Zertifizierungsstelle (sog. Benannte Stelle). Die Benannten Stellen sind staatlich überwachte Prüfstellen und die wichtigsten Akteure bei der Zulassung von Medizinprodukten, da sie für die Bescheinigung der Richtigkeit des Herstellungsprozesses zuständig ist (vgl. Land, 2018, S. 220).

Zum 01.01.2016 hat der Gesetzgeber die Bewertung von Medizinprodukten hoher Risikoklassen mit besonders invasivem Charakter angeordnet. Unter diesen Begriff fallen nach § 137h Abs. 2 S. 1 SGB V Medizinprodukte der Klasse IIb und III sowie aktiv implantierbare Medizinprodukte (vgl. § 2 Abs. 1 MeMBV). Implantierbar ist jedes medizinische Gerät, welches ganz oder teilweise durch einen chirurgischen oder medizinischen Eingriff in den menschlichen Körper eingeführt wird und nach dem Eingriff dort verbleibt (vgl. Willhöft, 2018, S. 169). Aktive implantierbare Medizinprodukte weisen per Definition stets einen besonders invasiven Charakter auf und sind daher den Hochrisikomedizinprodukten zuzuordnen (vgl. § 2 Abs. 2 S.1 MeMBV). Medizinprodukte der Klasse IIb weisen dann einen besonders invasiven Charakter, wenn sie durch Freigabe von Energie oder radioaktiven Stoffen gezielt wesentliche Organsystemen (Herz, Zentrales Kreislauf System (ZKS), Zentrales Nervensystem (ZNS)) beeinflussen (vgl. § 2 Abs. 4 MeMBV). Die gezielte Einflussnahme wird durch die Zweckbestimmung des jeweiligen Produktes ermittelt. Medizinprodukte der Klasse III müssen einen erheblichen Eingriff in wesentliche Organfunktionen oder -systeme nehmen, damit ihnen ein besonders invasiver Charakter zugeschrieben wird. Erheblich kann hierbei zum einen das langfristige Ersetzen oder Verändern wesentlicher Organfunktionen oder -systeme und zum anderen den direkten Kontakt eines Medizinproduktes mit Herz, ZKS oder ZNS bedeuten (vgl. § 2 Abs. 3 MeMBV).

Eine allgemein gültige Liste über die Zuordnung bestimmter Medizinprodukte in vier Risikoklassen gibt es nicht. Letztlich bestimmt der Hersteller in welche Klasse sein Medizinprodukt einzuordnen ist. Der Grund für die Übertragung der Verantwortung auf den Hersteller liegt darin, dass sich die Einordnung des Produktes nach dessen bestimmungsgemäßer Verwendung richtet. Diese muss der Hersteller verbindlich in der Gebrauchsanweisung definieren. Die Zuordnung ist also nicht von dem potenziellen, sondern von dem tatsächlichen Einsatz des Produktes abhängig (vgl. Leitgeb, 2015, S. 21). Tabelle 1 zeigt eine Übersicht der Risikoklassen mit ihren Eigenschaften, den Marktanteilen und Beispielen. Besonders hervorzuheben ist, dass der Marktanteil der Hochrisiko-Medizinprodukte, für die eine Nutzenbewertung erfolgen soll, nur etwa zehn Prozent beträgt.

Tabelle 1: Risikoklassifizierung von Medizinprodukten

Risikoklasse	I	IIa	IIb	III
Risikopotenzial (vgl. Leitgeb)	kein oder vernachlässigbar kleines Risiko	geringes Risiko	erhöhtes Risiko	hohes Risiko
Charakterisierung (vgl. Land)	Geringer Invasivitätsgrad Kein methodisches Risiko kein oder nur ein unkritischer Hautkontakt vorübergehende Anwendung (≤ 60 Minuten)	Mäßiger Invasivitätsgrad Geringes methodisches Risiko Kurzzeitige Anwendung am oder im Körper (≤ 30 Tage ununterbrochen oder wiederholter Einsatz des gleichen Produktes)	Hoher Invasivitätsgrad Erhöhtes methodisches Risiko Systemische Wirkungen Langzeitanwendung (≥ 30 Tage, sonst wie bei kurzzeitig)	Kritischer Invasivitätsgrad hohes methodisches Risiko unmittelbar an Herz/ ZKS /ZNS angewandt oder dauerhaft im Körper Implantiert (> 30 Tage) langfristige Medikamentenabgabe
Beispiele (vgl. BVmed)	Gehhilfen Rollstühle Verbandmittel OP-Textilien	Dentalimplantate Einmalspritzen Hörgeräte Kontaktlinsen	Beatmungsgeräte Defibrillatoren Dialysegeräte Kontaktlinsenreiniger	künstliche Hüft-, Knie-, oder Schultergelenke Stents Brustimplantate Herzschrittmacher
Marktanteil (vgl. Sauerland und Windeler)	Ca. 70%	Ca. 20%	Ca. 8%	Ca. 2%

Quellen: Leitgeb, 2015, S. 19; Land, 2018, S. 220 f.; BVmed, 2015, o.S. und Sauerland und Windeler, 2018, S. 121.

3 Bewertungsverfahren für Gesundheitstechnologien in Deutschland

3.1 Medizinprodukte

3.1.1 Ablauf des Inverkehrbringens

Die Voraussetzungen für das Inverkehrbringen und die Inbetriebnahme von Medizinprodukten in Deutschland sind in § 6 MPG geregelt. Danach dürfen ausschließlich Produkte in Betrieb genommen werden, die mit der europäischen Konformitäts-Kennzeichnung, *Conformité Européenne* (CE), also einer Kennzeichnung für die Konformität mit den geltenden Anforderungen der Europäischen Gemeinschaft, versehen sind. Die CE-Kennzeichnung erhält ein Medizinprodukt, wenn es den vorgegebenen Sicherheits- und Leistungsanforderungen einer jeweiligen Richtlinie bzw. Verordnung entspricht (vgl. Land, 2018, S. 219). Die Kennzeichnung bestätigt nicht die medizinische Unbedenklichkeit des Produktes, sondern lediglich, dass ein Produkt mit den genannten Anforderungen mindestens einer EU-Verordnung/-Richtlinie übereinstimmt. Dies muss der Hersteller in einer Konformitätserklärung darlegen (vgl. Müllner und Guggenbichler, 2018, S. 76).

Teil der Konformitätserklärung ist nach MDR Kapitel II, Artikel 5, Satz 3 eine klinische Bewertung, welche eine Beurteilung unerwünschter Nebenwirkungen sowie die Vertretbarkeit des Nutzen-Risiko-Verhältnisses bei bestimmungsgemäßer Verwendung des Produktes beinhaltet (vgl. Wille, 2014, S. 41). Wichtig dabei ist die Unterscheidung zwischen einer klinischen Bewertung und einer klinischen Prüfung. Während die klinische Bewertung auf bereits vorhandenen klinischen Daten aus z.B. wissenschaftlicher Literatur basiert, müssen bei der klinischen Prüfung Studiendaten zu dem Produkt, das in Verkehr gebracht werden soll, erhoben werden (vgl. Müllner und Guggenbichler, 2018, S. 74). Laut MDR hängt zukünftig die Entscheidung ob eine klinische Bewertung ausreicht oder eine klinische Prüfung notwendig ist, von der Risikoklasse ab. Für Produkte der Klasse III und implantierbaren Produkten sollen generell Daten aus klinischen Prüfungen herangezogen werden (vgl. Lippert, 2017, S. 615).

Aus der Zweckbestimmung eines Medizinproduktes leitet sich die Risikoklasse ab, welche wiederum den Umfang der Konformitätsbewertung bestimmt. Während der Hersteller bei Produkten der Risikoklasse I die Konformität in der Regel selbst erklärt, übernimmt ab Klasse II eine Benannte Stelle bestimmte Prüfaufgaben. Der Hersteller hat hierbei einige Wahlfreiheiten. Zum einen kann er die Benannte Stelle frei wählen, solange diese für das durchzuführende Verfahren akkreditiert ist. Zum anderen darf er einige Bestandteile die Konformitätsbewertung mitbestimmen (vgl. Zens *et al.*, 2015, S. 240). In Deutschland werden die Benannten Stellen von der Zentralstelle der Länder für Gesundheitsschutz bei Arzneimitteln und Medizinprodukten (ZLG) benannt und überwacht (vgl. Wille, 2015, S. 41). Derzeit gibt es europaweit 58 Benannte Stellen, wovon sich elf, z.B. der TÜV, in Deutschland befinden (vgl. Europäische Kommission, 2019a, o.S.). Da sie privatwirtschaftlich organisiert sind und in Konkurrenz zueinander stehen, sind sie in der Vergangenheit häufig in die Kritik geraten wirtschaftliche Interessen zu verfolgen und dabei nicht neutral und sorgfältig zu arbeiten (vgl. Rebscher, 2014, S. 42).

Die Marktüberwachung als Bestandteil des Inverkehrbringens wird als unverzichtbar für die Qualitätssicherung von Medizinprodukten bezeichnet. Nach der CE-Kennzeichnung ist der Hersteller dazu verpflichtet den gesamten Produktlebenszyklus zu überwachen und bei Auffälligkeiten zu handeln. Ein Instrument zu der zentralen Verwaltung von Medizinprodukten ist das elektronische Datenbanksystem, *European Databank on Medical Devices* (EUDAMED), welches u.a. Informationen zu Medizinprodukten und Herstellern beinhaltet. Erst mit Einführung der MDR wird die Datenbank öffentlich zugänglich, sodass zukünftig auch Hersteller, Betreiber und Patienten dort Daten zu Vorkommnissen sowie Beinahe-Vorkommnisse einpflegen können (vgl. Müllner und Guggenbichler, 2018, S. 77 f.). Eine weitere Neuerung der MDR, die zur verbesserten Marktüberwachung führt, ist die Befugnis der Behörden und Benannten Stellen sowohl angekündigte, als auch unangekündigte Kontrollen in den Einrichtungen der Hersteller, Zulieferer etc. durchzuführen (vgl. Guggenbichler und Harer, 2018, S.396 f.).

3.1.2 Darlegung der Nutzenbewertung nach § 137h SGB V

Während das Inverkehrbringen von Medizinprodukten auf europäischer Ebene geregelt ist, sind Erstattung und eine damit verbundene Nutzenbewertung Ländersache (vgl. Sauerland und Windeler, 2018, S. 126). Die Erstattung und Nutzenbewertung von Gesundheitstechnologien sind im deutschen Gesundheitswesen eng miteinander verknüpft. Ob eine Gesundheitsleistung von der GKV übernommen werden kann, ist dabei für den ambulanten und stationären Sektor unterschiedlich geregelt. Im stationären Bereich gilt das Prinzip der Erlaubnis mit Verbotsvorbehalt (vgl. § 137c SGB V). Dies bedeutet, dass neue Methoden solange zu

Lasten der GKV erbracht werden dürfen bis der G-BA diese durch einen Richtlinienbeschluss untersagt (vgl. Zens *et al.*, 2015, S. 241 f.). Der ambulante Sektor wird nicht betrachtet, da die Nutzenbewertung ausschließlich im stationären Bereich erfolgt.

Im Jahr 2015 wurde das Versorgungsstärkungsgesetz (GKV-VSG) beschlossen und mit § 137h SGB V ein HTA-Verfahren für innovative Medizinprodukte eingeführt (vgl. Willhöft, 2018, S. 166). Dieses sog. Medizinprodukte-Methodenbewertungsverfahren ist das erste Verfahren, welches den Unsicherheiten bezüglich Wirksamkeit, Nutzen und Risiken von Medizinprodukten entgegenwirken soll (vgl. Rosery und Weißer, 2015, S. 10). Bewertet wird nicht das Medizinprodukt selbst, sondern eine neue Untersuchungs- und Behandlungsmethode (NUB), die maßgeblich auf dem Einsatz eines Medizinproduktes beruht. Die Methode bzw. das Medizinprodukt müssen für die Methodenbewertung bestimmte Voraussetzungen erfüllen:

- Die NUB-Anfrage[1] wird erstmalig beim Institut für das Entgeltsystem im Krankenhaus (InEK) nach § 6 Abs. 2 KHEntgG gestellt.
- Bei dem Medizinprodukt, auf dessen Anwendung die Methode beruht, handelt es sich um ein Produkt mit hoher Risikoklasse und besonders invasiven Charakter.
- Die Methode weist ein neues theoretisch-wissenschaftliches Konzept auf.
- Das Medizinprodukt ist keine Schrittinnovation.

Das Bundesministerium für Gesundheit (BMG) konkretisiert in der Medizinproduktemethodenbewertungsverordnung (MeMBV) den Anwendungsbereich des Verfahrens sowie die Tatbestandsmerkmale des § 137h SGB V. Neben der Erläuterung im Kapitel 2.2 zum Begriff der Hochrisiko-Medizinprodukte, werden in der MeMBV auch die erstmalige Anfrage und das neue theoretisch-wissenschaftliche Konzept erläutert.

Abbildung 1 veranschaulicht den Ablauf der Nutzenbewertung nach § 137h SGB V. Möchte ein Krankenhaus eine neue Untersuchungs- und Behandlungsmethode, die auf einem Hochrisiko-Medizinprodukt beruht, stationär erbringen, kann es sich vorweg beim G-BA zum Verfahren und dessen Anforderungen kostenlos beraten lassen. Fällt diese Beratung positiv aus und strebt das Krankenhaus eine Be-

---

[1] ein fallbezogenes Entgelt, das für neue Untersuchungs- und Behandlungsmethoden angefragt werden kann

wertung an, hat es zwei Aufgaben. Zum einen muss es eine NUB-Anfrage nach § 6 Abs. 2 S. 3 KHEntgG an das InEK stellen, welches daraufhin prüft, ob die NUB mit vorhandenen Fallpauschalen und Zusatzentgelten bereits sachgerecht vergütet wird. Gleichzeitig muss das Krankenhaus dem G-BA Informationen über den Stand der wissenschaftlichen Erkenntnisse zu der NUB sowie zur Anwendung des Medizinproduktes übermitteln. Beide Schritte müssen im Benehmen mit dem Hersteller des betroffenen Medizinproduktes erfolgen.

Abbildung 1: Ablauf der Methodenbeiwertung von Medizinprodukten

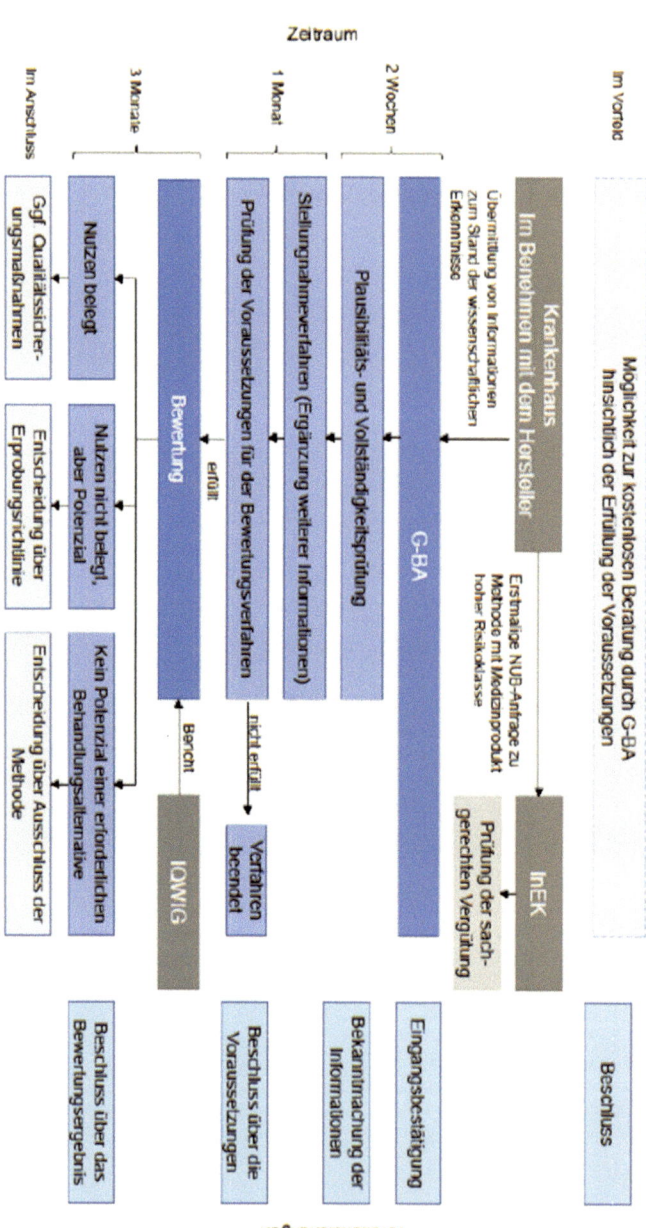

Quelle: Eigene Darstellung in Anlehnung an G-BA, 2017a, o.S.

Der G-BA prüft daraufhin die Unterlagen hinsichtlich Plausibilität und Vollständigkeit und bereitet ein Stellungnahmeverfahren vor, an dem weitere Krankenhäuser sowie betroffene Hersteller teilnehmen, um ggf. zusätzliche Informationen zu ergänzen. Zudem kann der G-BA eigene Recherchen durchführen. Im Anschluss an das Stellungnahmeverfahren veröffentlicht der G-BA seine Entscheidung über die Erfüllung der Voraussetzungen der Methodenbewertung auf seiner Internetseite. Sind alle sachlichen Voraussetzungen erfüllt, folgt die Nutzenbewertung. Hierfür beauftragt der G-BA das IQWiG mit der wissenschaftlichen Bewertung der eingereichten Unterlagen. Auf Basis dieser Unterlagen und der Bewertung des IQWiG trifft der G-BA dann eine Entscheidung. Dabei sind folgende drei Ergebnissen möglich.

1. Der Nutzen einer Methode ist hinreichend belegt. Mit diesem Nachweis und der Bestätigung des InEK über die nicht-sachgerechte Vergütung kann ein krankenhausindividuelles NUB-Entgelt vereinbart werden. Können sich Krankenhaus und regionale gesetzliche Krankenkassen nicht auf einen Preis einigen, haben sie die Möglichkeit einen Antrag bei der Schiedsstelle nach § 18a Abs. 1 KHG zu stellen. Wird die Methode implementiert, folgen ggf. Qualitätssicherungsmaßnahmen.

2. Der Nutzen ist noch nicht hinreichend belegt, aber die Methode bietet das Potenzial einer erforderlichen Behandlungsalternative. Ein Potenzial ergibt sich aus der Erwartung einen Mehrwert gegenüber bestehenden Methoden zu bieten. Dies ist z.B. der Fall, wenn der Eingriff bei einem Patienten weniger invasiv ist oder eine Methode weniger Nebenwirkungen verursacht. Der G-BA entscheidet innerhalb von sechs Monaten nach Beschlussfassung über eine Erprobung der Methode nach § 137e SGB V, um weitere Erkenntnisse zum Nutzen der Methode zu generieren. Krankenhäuser, die diese Methode zulasten der GKV erbringen möchten, müssen an der Erprobungsstudie teilnehmen. Sollte eine Erprobungsstudie aufgrund fehlender Kostenübernahmebereitschaft nicht zustande kommen, erlässt der G-BA eine Richtlinie zum Ausschluss der Methode aus dem GKV-Leistungskatalog.

3. Der Nutzen ist nicht belegt und die Methode bietet kein Potenzial einer erforderlichen Behandlungsalternative. Wenn weder Nutzen noch Potenzial vorliegen, muss die Methode von der Erstattung ausgeschlossen werden. Es darf weder ein Entgelt vereinbart, noch darf die Methode zu Lasten der GKV erbracht werden (vgl. Willhöft, 2018, S. 172 ff.). Die Entscheidung über den Ausschluss einer Methode trifft der G-BA. Nach Veröffentlichung des Beschlusses wird hierfür ein Verfahren nach § 137c Abs. 1 Satz 2 SGB V eingeleitet. Der G-BA ist verpflichtet eige-

ne Recherchen anzustellen und zu überprüfen, ob die entsprechende Methode für die „ausreichende, zweckmäßige und wirtschaftliche Versorgung der Versicherten unter Berücksichtigung des allgemein anerkannten Standes der medizinischen Erkenntnisse erforderlich ist" (§ 2. Kapitel 12 Abs. 3 Satz 1 VerfO G-BA). Fällt diese Überprüfung negativ aus und sieht der G-BA kein Potenzial einer Behandlungsalternative, insbesondere da die Methode schädlich oder unwirksam ist, erlässt er eine Richtlinie zum Ausschluss der Methode aus dem GKV-Leistungskatalog (vgl. 2. Kapitel § 12 Abs. 3 Satz 2 VerfO G-BA). Das BMG kann nach § 94 Abs. 1 Satz 2 SGB V diese Richtlinie zum Ausschluss einer Methode beanstanden und eine erneute Bewertung verlangen (vgl. § 137c Abs. 2 SGB V).

3.1.3 Darstellung der Erstattungssituation

Der Leistungskatalog der GKV orientiert sich an dem Wirtschaftlichkeitsgebot. Demnach werden Leistungen nur erstattet, wenn sie „ausreichend, zweckmäßig und wirtschaftlich" sind und „das Maß des Notwendigen nicht überschreiten" (§ 12 SGB V). Gleichzeitig müssen „Qualität und Wirksamkeit der Leistungen [...] dem allgemein anerkannten Stand der medizinischen Erkenntnisse [...] entsprechen und den medizinischen Fortschritt [...] berücksichtigen" (§ 2 SGB V). Der G-BA bestimmt durch Einschränken oder Ausschließen von ärztlichen Leistungen indirekt den Leistungskatalog. Wie bereits im Kapitel 3.1.2 erwähnt, regelt der Verbotsvorbehalt im stationären Bereich die Anwendung neuer Untersuchungs- und Behandlungsmethoden. Ein Verbot wird jedoch nur ausgesprochen, wenn aus der zugrunde gelegten evidenzbasierten Literatur weder ein diagnostischer oder therapeutischer Nutzen noch eine medizinische Notwendigkeit oder Wirtschaftlichkeit ersichtlich sind (vgl. SVR, 2014, o.S.).

Stationäre Leistungen werden mithilfe von Fallpauschalen (DRGs) vergütet. Diese setzen sich aus Diagnose, Schweregrad der Erkrankung sowie durchgeführten Operationen und Prozeduren zusammen und stellt einen Durchschnittswert für die betrieblichen Aufwendungen dar. Sowohl Personal- als auch Sachkosten, zu denen Medizinprodukte gehören, werden also durch eine Fallpauschale abgedeckt. Die Höhe der Erstattung einer Behandlungsmethode ist unabhängig davon, welches Medizinprodukt zum Einsatz kommt. Die Entscheidung wirkt sich jedoch auf den Deckungsbeitrag pro DRG aus (vgl. Schulenburg *et al.*, 2009, S. 146).

Nur weil eine Behandlungsmethode einer DRG zugeordnet werden kann, impliziert dies keine sachgerechte Vergütung. Das DRG-System berücksichtigt Durchschnittspreise, welche den Normalfall abdecken. Besondere Fälle, die teurere innovative Leistungen benötigen, sind in der Fallpauschale nicht adäquat berücksichtigt. Um der Individualität von Behandlungen Rechnung tragen zu können, werden die DRG-Erlöse jährlich auf Datenbasis von sog. Kalkulationskrankenhäusern angepasst. Die Abbildung neuer Leistungen im DRG-System erfordert eine Mindestzeit von zwei Jahren ab Inverkehrbringen (vgl. Franz und Wernke 2018, S. 190).

Um diesem Problem entgegen zu wirken und neue Technologien schneller zu vergüten, hat der Gesetzgeber mit dem § 6 Abs. 2 KHEntgG ein zusätzliches temporäres Vergütungsinstrument eingeführt: ein Zusatzentgelt für neue Untersuchungs- und Behandlungsmethoden, die mit den bestehenden Fallpauschalen und Zusatzentgelten noch nicht sachgerecht vergütet werden. Krankenhäuser und Kostenträger können auf Landesebene eine zeitlich befristete Vergütung für diese sog. NUB-Entgelte verhandeln, welche dann für ein Jahr und nur für das beantragende Krankenhaus gelten (vgl. Ex et al., 2016, S. 79). Die Kombination aus geringen Markthürden und der Vergütung über NUB-Entgelte machen innovative Behandlungsmethoden für Krankenhäuser lukrativ (vgl. Sauerland und Windeler, 2018, S. 122).

Wie bereits in Kapitel 3.1.2 erwähnt, ist die Nutzenbewertung nach § 137h SGB V an die Beantragung der NUB-Entgelte geknüpft. Ein Krankenhaus muss bis zum 31. Oktober einen jeden Jahres beim InEK eine Anfrage stellen, ob die NUB durch das DRG System abgedeckt ist. Das InEK hat daraufhin drei Monate Zeit diese Anfrage zu prüfen und der angefragten Methode einen Status zuzuweisen:

- Status 1: Kriterien der NUB-Vereinbarung sind erfüllt. Für diese Methode/Leistung ist die Verhandlung eines NUB-Entgeltes nach § 6 Abs. 2 KHEntgG zulässig, solange die Leistung nicht durch den G-BA von der Finanzierung durch die GKV ausgeschlossen ist.

- Status 2: Kriterien der NUB-Vereinbarung sind nicht erfüllt. Für diese Methode/Leistung ist die Verhandlung eines NUB-Entgeltes nach § 6 Abs. 2 KHEntgG nicht zulässig.

- Status 3: Das InEK konnte die Methode/Leistung in der festgesetzten Frist nicht vollständig bearbeiten.

- Status 4: Informationen der Anfrage sind unplausibel oder nicht nachvollziehbar. In begründeten Einzelfällen können trotzdem NUB-Entgelte nach § 6 Abs. 2 KHEngG verhandelt werden.

Vergibt das InEK einer Methode den Status 1, können die Krankenhäuser, die für diese Methode eine Anfrage gestellt haben, mit den Krankenkassen auf Landesebene ein Entgelt vereinbaren. Sollte der Kostenträger eine Verhandlung ablehnen, kann das Krankenhaus die sog. Schiedsstelle kontaktieren, welche sich dann um eine Einigung bemüht. Handelt es sich um ein Verfahren i.V.m. der Nutzenbewertung nach § 137h SGB V, wird der durch die Schiedsstelle festgelegte Betrag rückwirkend für alle Methoden im Krankenhaus seit Beantragung des NUB-Entgeltes erstattet (vgl. Franz und Wernke, 2018, S. 190 f.).

3.2 Arzneimittel

3.2.1 Ablauf des Inverkehrbringens

Pharmazeutische Unternehmer haben in Europa verschiedene Möglichkeiten ihr Arzneimittel auf den Markt zu bringen. Während es bis in die 1990er Jahre üblich war ein Arzneimittel in den einzelnen Ländern bei der jeweiligen Behörde zuzulassen, sind heutzutage drei europäische Verfahren gebräuchlich. Das am weitesten verbreitete Verfahren ist die zentrale Zulassung, bei der das Arzneimittel in allen EU-Mitgliedsstaaten sowie Norwegen, Lichtenstein und Island zugelassen wird. Das Verfahren ist für biotechnologische Arzneimittel, Arzneimittel für seltene Erkrankungen und für besondere Indikationen bspw. Krebs verpflichtend durchzuführen. Die Durchführung des Verfahrens übernimmt die zentrale europäische Zulassungsbehörde in Amsterdam, die *European Medicines Agency* (EMA). Zu ihr gehört der Unterausschuss für Humanarzneimittel, *Committee for Medicinal Products for Human Use* (CHMP), dem Wissenschaftler aus allen europäischen Zulassungsbehörden angehören. Der CHMP erstellt ein Gutachten zu dem beantragten Arzneimittel und spricht eine Empfehlung zur Zulassung aus. Diese wird an die Europäische Kommission übermittelt, welche daraufhin die Zulassung erteilen kann (vgl. BfArM, 2019, o.S.). Für einige Sonderfälle hat der Gesetzgeber die Möglichkeit eines beschleunigten Zulassungsverfahrens geschaffen. Dieses kann beantragt werden, wenn eine Beschleunigung des Verfahrens im Interesse der öffentlichen Gesundheit ist, es um eine lebensbedrohliche Erkrankung geht, bei der Versorgungslücken bestehen oder nicht ausreichend Evidenz generiert werden kann (vgl. Kaiser und Haag, 2016, S. 370).

Wird ein Arzneimittel gleichzeitig in mehreren europäischen Staaten zugelassen und wird die Koordination von einer nationalen Zulassungsbehörde übernommen, spricht man von einer dezentralen Zulassung. Gleiche Charakteristika hat das Verfahren der gegenseitigen Anerkennung. Dieses unterscheidet sich ausschließlich durch den Zusatz, dass das Arzneimittel bereits in einem anderen Land zugelassen ist. Die Länder, welche eine gegenseitige Anerkennung beantragen, berufen sich auf diese Zulassung und umgehen damit bürokratischen Aufwand. Nichtsdestotrotz haben pharmazeutische Hersteller die Möglichkeit, ihr Produkt ausschließlich in einem Land zu vermarkten und hierfür die nationale Zulassung zu beantragen. Die zuständigen Behörden sind in Deutschland, abhängig vom zuzulassenden Arzneimittel, das Bundesinstitut für Arzneimittel und Medizinprodukte (BfArM) oder das Paul-Ehrlich-Institut (PEI) (vgl. Kaiser und Haag, 2016, S. 368 f.).

Der Verkehr von Arzneimitteln wird in Deutschland durch das AMG geregelt. § 1 AMG erläutert den Zweck des Gesetzes und hebt angesichts zu wahrender Sicherheitsaspekte vor allem die Qualität, Wirksamkeit und Unbedenklichkeit hervor. Diese sind im Rahmen der Arzneimittelzulassung von der zuständigen Behörde zu prüfen. Im Zentrum der Zulassung steht die Gegenüberstellung von Nutzen zu Risiko. Die Arzneimittelbehörde bewertet hierfür die vom pharmazeutischen Unternehmer (pU) eingereichten Unterlagen zur pharmazeutischen Qualität, therapeutischen Wirksamkeit und medizinischen Unbedenklichkeit des Produktes (vgl. Broich *et al.*, 2016, S. 376). Neben den analytischen, pharmakologisch-toxikologischen und klinischen Prüfungen, muss der pU unter anderem die Gebrauchsinformation für den Patienten, die Fachinformation für die Ärzte sowie Angaben zur Packungsgröße vorlegen (vgl. BfArM, 2019, o.S.). Erst mit Erhalt des Zulassungsbescheids darf das Arzneimittel in Verkehr gebracht werden. (vgl. Beinlich *et al.*, 2015, S. 227).

3.2.2 Darlegung der Nutzenbewertung nach § 35a SGB V

Zum 1. Januar 2011 trat in Deutschland das Arzneimittel-Neuordnungsgesetz (AMNOG) in Kraft, welches eine nutzenbasierte Preisregulierung nach dem Prinzip *money for value* darstellt. Der pU muss dadurch nicht mehr nur das Nutzen-Risiko-Verhältnis, sondern nun auch den Zusatznutzen (ZN) seines Arzneimittels gegenüber einer zweckmäßigen Vergleichstherapie (zVT) belegen (vgl. Beinlich *et al.*, 2015, S. 227). Grundlage hierfür ist die frühe Nutzenbewertung von Arzneimitteln nach § 35a SGB V. Diese ist für alle neuen Wirkstoffe, die seit 2011 erstmals auf dem deutschen Markt eingeführt wurden, verpflichtend. Ausnahmen bilden Arzneimittel mit einem voraussichtlichen Jahresumsatz von weniger als einer Mio. Euro sowie Arzneimittel für die Behandlung seltener Erkrankungen, sog. *Or-*

phan Drugs, solange diese einen Jahresumsatz von 50 Mio. Euro nicht übersteigen. Auch Wirkstoffe mit neuen Anwendungsgebieten müssen die frühe Nutzenbewertung durchlaufen, wenn die Wirkstoffe nach Inkrafttreten des AMNOG in Deutschland auf den Markt gebracht wurden (vgl. Kaiser und Haag, 2016, S. 371). Bewertungsgegenstände sind der ZN im Vergleich zur zVT, das Ausmaß des ZN und seine therapeutische Bedeutung (vgl. § 35a Abs. 1 Satz 1 SGB V). Die zVT wird vom G-BA nach Kriterien bestimmt, die in der Arzneimittel-Nutzenverordnung (AM-NutzenV) und der Verfahrensordnung des G-BA (VerfO) festgelegt sind. Der pU hat zwar die Möglichkeit eine andere zVT zu wählen, muss diese Entscheidung jedoch im Dossier begründen und sich an die Kriterien zur Festlegung der zVT halten. In den meisten Fällen schließt sich der pU der Festlegung des G-BA an (vgl. Kaiser *et al.*, 2015, S. 234 f.). Der Nachweis des ZN erfolgt hinsichtlich patientenrelevanter Endpunkte, die sich übergeordnet in drei Kategorien unterteilen lassen: Mortalität, Morbidität und Lebensqualität (vgl. Kaiser und Haag, 2016, S. 371). Beim Ausmaß des ZN unterscheidet man zwischen sechs Kategorien: erheblich, beträchtlich, gering, nicht quantifizierbar, nicht belegt und geringerer ZN. Die Aussagesicherheit, mit der das Ausmaß erreicht wird, unterteilt sich in Beleg, Anhaltspunkt, Hinweis und kein Nachweis (vgl. Biermann und Schöffski, 2018, S. 85).

Abbildung 2 stellt den Prozess der Nutzenbewertung von Arzneimitteln dar. Vor Beginn der Nutzenbewertung hat der Hersteller die Möglichkeit sich beim G-BA hinsichtlich der Inhalte der vorzulegenden Unterlagen und Studien sowie der zVT kostenpflichtig beraten zu lassen (vgl. Biermann und Schöffski, 2018, S. 84). Ausgangspunkt der frühen Nutzenbewertung ist der positive Bescheid einer entsprechenden Zulassungsbehörde und das Inverkehrbringen eines neuen Wirkstoffes auf den deutschen Markt. Sobald das Arzneimittel in Verkehr gebracht wird, muss der pU ein Dossier beim G-BA einreichen. Dieses dient als Bewertungsgrundlage und enthält Studiendaten sowie Informationen, die den ZN des neuen Wirkstoffes bzw. des neuen Anwendungsgebietes belegen (Kaiser und Haag, 2016, S. 372).

Abbildung 2: Ablauf der Nutzenbewertung von Arzneimitteln

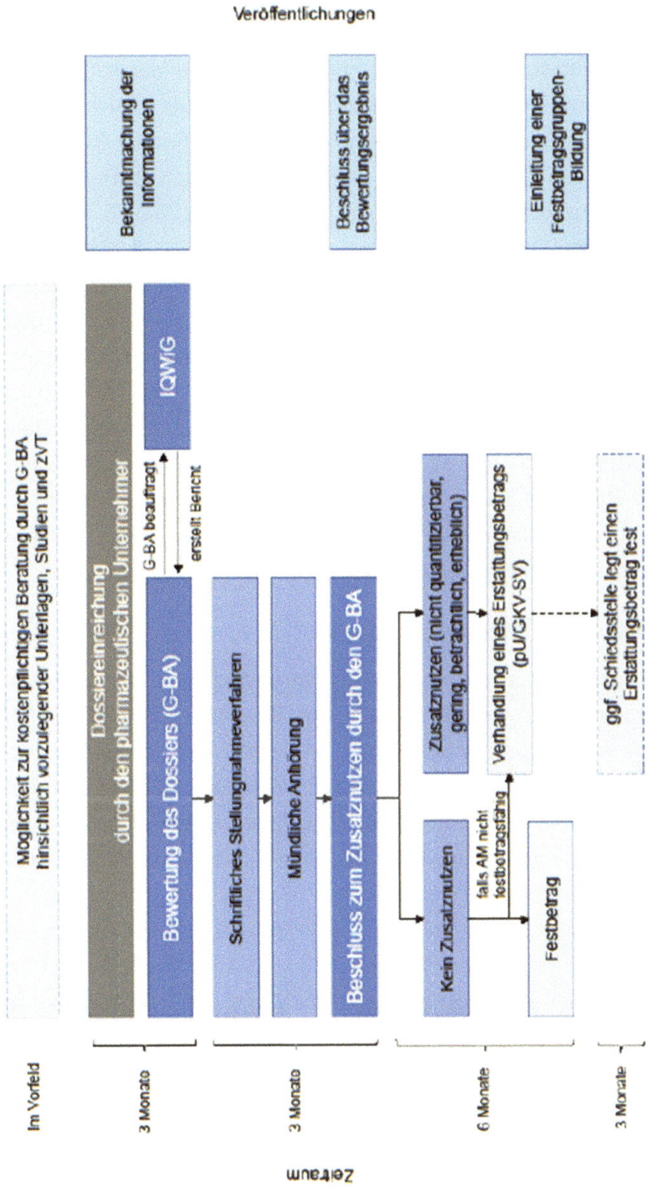

Quelle: Eigene Darstellung in Anlehnung an G-BA, 2017b, o.S.

Legt der pU kein Dossier vor oder entspricht das Dossier nicht den entsprechenden Anforderungen, gilt der ZN als nicht belegt. Der G-BA hat drei Monate Zeit zu bewerten, ob das Arzneimittel einen ZN gegenüber der zVT vorweisen kann. Nur in Ausnahmefällen wie *Orphan Drugs* vor Überschreiten der Jahresumsatzgrenze von 50 Mio. Euro übernimmt der G-BA die Bewertung persönlich. Für gewöhnlich beauftragt er das IQWiG mit der Bewertung. Das IQWiG schreibt daraufhin einen Bewertungsbericht, in dem es eine Empfehlung ausspricht. Der G-BA muss der Empfehlung nicht folgen (vgl. Biermann und Schöffski, 2018, S. 84 f.). Sobald der Bericht sowie die Dossier-Module eins bis vier vom G-BA veröffentlicht werden, startet ein Stellungnahmeverfahren zur Dossier-Bewertung. Bei diesem haben das betroffene Unternehmen, Sachverständige, Verbände aber auch Konkurrenzunternehmen die Möglichkeit sich zunächst schriftlich und anschließend mündlich zu dem Verfahren zu äußern. Spätestens drei Monate nach Veröffentlichung der Dossier-Bewertung beschließt der G-BA den ZN. Der Beschluss wird daraufhin im Internet veröffentlicht und ist Grundlage für die anschließende Erstattungsbetragsverhandlung (vgl. Kaiser und Haag, 2016, S.372). Die Erstattungsbetragsvereinbarung ist ebenfalls Teil der frühen Nutzenbewertung wird in der vorliegenden Arbeit im kommenden Kapitel 3.2.3 gesondert dargestellt.

3.2.3 Darstellung der Erstattungssituation

Durch die Zulassung ist ein Arzneimittel in Deutschland grundsätzlich von der GKV zu erstatten. Ausgenommen von der Erstattung sind lediglich *Over-the-counter-* sowie *Lifestyle*-Produkte (vgl. § 34 SGB V). Vor der Einführung des AMNOG konnte der pU den Marktpreis für seine erstattungsfähigen Arzneimittel frei festlegen. Arzneimittel die vor dem 01.01.2011 in Deutschland in Verkehr gebracht wurden gehören zum sog. Bestandsmarkt und müssen auch nachträglich keine Nutzenbewertung durchlaufen. Ihr Preis ist somit grundsätzlich auch weiterhin nicht reguliert. Einzig im Rahmen der Festbetragsregelung kann der Erstattungsbetrag begrenzt werden. Seit dem 01.01.2011 darf der pU den Preis nur für die ersten 12 Monate frei bestimmen. Danach wird ein Erstattungsbetrag auf Basis der frühen Nutzenbewertung vereinbart. Das Ausmaß des ZN bestimmt hierbei den Erstattungsbetrag. Auch diese Arzneimittel dürfen verordnet werden und sind durch die GKV erstattungsfähig (vgl. Biermann und Schöffski, 2018, S. 96).

Bei einem im Vergleich zur zVT geringeren Nutzen muss der pU mit einem Abschlag auf die Jahrestherapiekosten der zVT rechnen. Kann das Arzneimittel keinen ZN vorweisen und ist es zudem festbetragsfähig, wird es in eine entsprechende Festbetragsgruppe eingeordnet und dementsprechend vergütet (vgl. § 35a Abs. 1 SGB V). Falls das Arzneimittel keinen ZN belegen und in keine Festbetragsgruppe eingeordnet werden kann, verhandeln pU und der Spitzenverband Bund der Krankenkassen (GKV-SV) einen Erstattungsbetrag, der nicht zu höheren Jahrestherapiekosten führt als die der zVT (vgl. § 130b Abs. 3 SGB V). Handelt es sich um ein Arzneimittel mit belegtem ZN, vereinbaren pU und GKV-SV einen Erstattungsbetrag der höher ist als die Jahrestherapiekosten der zVT. Die Höhe des Zuschlags wird durch das vom G-BA ermittelte Ausmaß des ZN sowie anhand der Kriterien nach § 6 Rahmenvereinbarung bestimmt. Kriterien der Rahmenvereinbarung sind der Beschluss des G-BA über die Nutzenbewertung, die tatsächlichen Abgabepreise in anderen europäischen Ländern sowie die Jahrestherapiekosten vergleichbarer Arzneimittel (vgl. Biermann und Schöffski, 2018, S. 86).

Die Preisverhandlungen bestehen in der Regel aus vier, maximal aus fünf Terminen und dauern höchstens sechs Monate. Bis spätestens 14 Tage nach dem ersten Preisverhandlungstermin kann der pU sein Arzneimittel vom Markt nehmen (vgl. GKV-SV, 2016, o.S.). Gelingt es den beiden Parteien nicht innerhalb von sechs Monaten nach der Veröffentlichung des G-BA-Beschlusses eine Einigung zu erzielen, bestimmt die Schiedsstelle binnen drei weiterer Monate einen Erstattungsbetrag. Dieser gilt ab dem ersten Tag des 13. Monats nach erstmaligem Inverkehrbringen des Arzneimittels. Entsprechende Rückzahlungen sind vom pU an die GKV zu tätigen (vgl. § 130b Abs. 4 SGB V).

4 Methodisches Vorgehen

4.1 Herleitung der Forschungsfragen

Um die Forschungsfrage „Wie kann der Prozess der Nutzenbewertung von Medizinprodukten insbesondere mit Blick auf den Arzneimittelmarkt verbessert werden?" beantworten zu können, fanden einige Vorüberlegungen statt, welche im Folgenden erläutert werden.

Dass die Regulierungen des Medizinproduktemarktes unzureichend sind und der Prozess erhebliche Defizite aufweist, wird nicht nur in den Medien, sondern auch in der Fachliteratur thematisiert. Um den Prozess zu verbessern, müssen zuerst die Schwächen und Probleme identifiziert werden. Auf Basis der ermittelten Probleme werden Verbesserungsvorschläge erarbeitet. Hierfür eignet sich der Vergleich mit einer ähnlichen Situation. In diesem Fall mit der frühen Nutzenbewertung von Arzneimitteln, die bereits seit dem Jahr 2011 etabliert ist. Beide Verfahren sind den HTA-Verfahren zuzuordnen, was eine gute Ausgangslage ist, Gemeinsamkeiten aber vor allem Unterschiede aufzudecken. Da die Methodenbewertung erst 2016 in Kraft trat, liegt die Vermutung nahe, dass der Gesetzgeber sich bei der Entwicklung dieser an der frühen Nutzenbewertung orientiert hat. Ob diese Annahme zutrifft und ob der Gesetzgeber gewonnene Lerneffekte aus dem Arzneimittelmarkt übertragen hat, ist eine weitere Frage, die im Verlauf der Arbeit untersucht wird. In diesem Zusammenhang wird untersucht, welche Erkenntnisse und Ergebnisse aus den bisherigen Verfahren vorliegen und ob Lerneffekte vom Medizinproduktemarkt auf den Arzneimittelmarkt transferiert werden können. Abschließend stellt sich die Frage der Vergleichbarkeit der Verfahren. Aus der Beschreibung der Verfahren ging bereits hervor, dass die beiden HTA-Prozesse unterschiedliche Ziele verfolgen. Daher gilt es die Ergebnisse hinsichtlich der Vergleichbarkeit kritisch zu hinterfragen.

Da die vorliegende Arbeit auf Basis einer Literaturrecherche erstellt wird und durch die Aktualität des Themas die Literatur nicht immer der höchsten Evidenz entspricht, werden die herausgearbeiteten Argumente kritisch hinterfragt. Zudem werden die Argumente durch die vielen neuen gesetzlichen Regulierungen hinsichtlich ihrer Aktualität geprüft. Probleme und Kritiken, die in der Vergangenheit geäußert wurden, könnten durch die Gesetzesänderungen bereits behoben worden sein oder bald eliminiert werden.

4.2 Gegenüberstellung der Bewertungsverfahren

Das Ziel der Gegenüberstellung der Methodenbewertung nach § 137h SGB V und der frühen Nutzenbewertung nach § 35a SGB V besteht darin, Gemeinsamkeiten und Unterschiede herauszuarbeiten. Diese dienen wiederum dazu die Fragen zu beantworten, wo der Gesetzgeber Lerneffekte genutzt hat, welche Stärken und Schwächen die Verfahren haben und ob Erkenntnisse von einem Markt auf den anderen angewendet werden können. Im dritten Kapitel dieser Arbeit wurden die vom Gesetzgeber vorgeschriebenen Verfahren zum Inverkehrbringen und zur Nutzenbewertung von Arzneimitteln und Medizinprodukten beschrieben, um die theoretische Grundlage für die folgende Gegenüberstellung zu schaffen.

Eine Gegenüberstellung erfolgt immer anhand ausgewählter Kriterien. Die 45 entwickelten Vergleichskriterien orientieren sich aufgrund einer ähnlichen Thematik stark an denen der Studie *Ensuring Value for Money in Health Care: The role of health technology assessment in the European Union* des *European Observatory on Health Systems and Policies*, in der sechs europäische HTA-Verfahren, mit dem Ziel den HTA-Prozess in Europa zu verbessern, verglichen werden. Besonders im Fokus der Betrachtung stehen Prozessabläufe, die Methodik sowie die unterschiedlichen Rollen der verschiedenen Akteure. Dabei werden grundlegende Fragen wie *Wer hat welche Aufgaben in dem Prozess?* bis hin zu komplexeren Fragestellungen wie *Was sind die Anforderungen an die Evidenz?* thematisiert (vgl. Sorenson *et al.*, 2008, S. 110-113). Da in der Studie ausschließlich die Nutzenbewertung betrachtet wird, werden eigenständig Kriterien ergänzt, welche auch den vorgelagerten Prozess des Inverkehrbringens einschließen. Die Auswahl dieser eigenständig entwickelten Kriterien erfolgt anhand der in Kapitel 3 beschriebenen wichtigsten Verfahrensmerkmale. Die ergänzten Kriterien sind durch Kursivdruck hervorgehoben. Da das Darstellen der 45 Kriterien an dieser Stelle jedoch zu umfangreich ist, werden in Kapitel 5.1 ausschließlich die wichtigsten neun Kriterien, die diese Bewertungsverfahren charakterisieren und im weiteren Verlauf besonders betrachtet werden, dargestellt. Die vollständige Tabelle befindet sich im Anhang 1.

Der Gegenüberstellung zugrunde gelegt werden die Informationen der VerfO inkl. der Anlagen des G-BA, des Methodenpapiers des IQWiG, der Gesetzestexte SGB V, AMG, MPG, der AM-NutzenV, der MeMBV sowie Informationen der Internetseiten am Prozess beteiligter Institute (z.B. BfArM).

4.3 Vergleich der Ergebnisse der Nutzenbewertungsverfahren

Anhand der Betrachtung konkreter Ergebnisse der Nutzenbewertungen werden Probleme und Schwächen der beiden Verfahren identifiziert. Aufgrund der Schwierigkeit zwei unterschiedliche, wenn auch ähnliche, Produkte zu vergleichen, wird der Fokus auf die Betrachtung von Verfahrensabläufen und Bewertungsergebnissen gelegt.

Die Darstellung der Ergebnisse erfolgt anhand einer Analyse aller bis zum 01. Mai 2019 abgeschlossenen Verfahren. Dieser Stichtag wurde gewählt, um einen möglichst aktuellen Stand der Verfahren abzubilden. Die Ergebnisse werden nach Jahr und Art dargestellt, um eine Einschätzung darüber zu erhalten, inwieweit die Verfahren akzeptiert und etabliert sind. Ausschlaggebend für die Zuordnung zu einem Jahr, ist das Beschlussdatum des jeweiligen Verfahrens. Bei der Art der Verfahren unterscheidet man im Medizinproduktebereich zwischen Beratung und Bewertung, im Arzneimittelsektor zwischen Freistellung, Einstellung, kein Dossier eingereicht, abgeschlossene *Orphan Drug*-Verfahren und andere abgeschlossene Verfahren. Auf der Beschreibung der Medizinproduktemethoden-Bewertung (Kapitel 3.1.2) und der Nutzenbewertung bei Arzneimitteln (Kapitel 3.2.2) aufbauend, werden die Ergebnisse der einzelnen Verfahren sowie Begründungen für negative Ergebnisse betrachtet. Während das Ergebnis bei Medizinproduktemethoden eindeutig entweder einem Nutzen, einem Potenzial oder weder Nutzen noch Potenzial zuzuordnen ist, erfolgt im Arzneimittelbereich die Bewertung des ZN für einzelne Subgruppen. Dementsprechend können unterschiedliche Ergebnisse für die verschiedenen Subgruppen vorliegen. Die Auswertung wird daher zum einen auf Ebene der Subgruppen und zum anderen auf der Ebene des maximalen Ausmaßes, also der höchsten Bewertung innerhalb eines Verfahrens, durchgeführt. Um die Ursachen für negative Bewertungsergebnisse zu ermitteln, werden im Bereich der Medizinprodukte die Dokumente zu den Tragenden Gründen des G-BA analysiert. Bei den Arzneimitteln wird hierfür eine Auswertung des Bundesverbandes der pharmazeutischen Industrie (BPI) hinzugezogen. Im Rahmen der Medizinprodukte-Bewertung gab es bislang keine Verhandlungen um ein NUB-Entgelt, folglich können in diesem Bereich keine Ergebnisse dargestellt werden. Für den Arzneimittelsektor liegen Ergebnisse der Erstattungsbetragsverhandlungen vor und werden vor dem Hintergrund der Auswirkungen des AMNOG auf den deutschen Markt betrachtetet. Mit diesen Darstellungen wird ein Einblick in den generellen Bewertungsprozess der beiden HTA-Verfahren gegeben. Die zugrundeliegenden Daten wurden von der Internetseite des G-BA sowie des GKV-SV entnommen.

Es folgt eine Analyse der Literatur zu Problemen und Kritikpunkten der beiden Verfahren. Hierfür wurden Studien, Publikationen, Pressemitteilungen sowie Statements verschiedener Stakeholder zusammengetragen. Die Kritiken an der Bewertung von Medizinprodukten werden in drei Gruppen zusammengefasst. Da es im Arzneimittelsektor sehr viele und detaillierte Forderungen zu Änderungen des Verfahrens gibt, der Umfang dieser Arbeit jedoch begrenzt ist und zudem die Betrachtung der Medizinprodukte im Fokus steht, werden ausschließlich Forderungen benannt, welche für den Vergleich mit dem Medizinproduktemarkt relevant sind. Alle Ergebnisse und Informationen werden im letzten Schritt einander gegenübergestellt, miteinander verknüpft und sind Grundlage für die Diskussion, die in Kapitel sechs folgt.

5 Ergebnisse

5.1 Gegenüberstellung der Bewertungsverfahren

Die Gegenüberstellung der Bewertungsverfahren basiert auf Kriterien der Publikation *Ensuring Value for Money in Health Care* (vgl. Sorenson *et al.*, 2008, S. 110 ff.) und wurde durch Merkmale zur Darstellung weiterer Unterschiede und Gemeinsamkeiten ergänzt. Diese Ergänzungen sind mit Kursivdruck hervorgehoben. Die vollständige Gegenüberstellung der Medizinproduktmethodenbewertung nach § 137h SGB V und der frühen Nutzenbewertung nach § 35a SGB V erfolgt in Anhang 1. Tabelle 2 zeigt mit den neun bedeutendsten Attributen für diese Arbeit einen Ausschnitt der Gegenüberstellung.

Tabelle 2: Gegenüberstellung der Methodenbewertung von Medizinprodukten und der frühen Nutzenbewertung von Arzneimitteln

	Medizinprodukte	Arzneimittel
Inverkehrbringen		
Ebene, auf der die Genehmigung zum Inverkehrbringen erfolgt	auf europäischer Ebene (Konformitätsbewertung) (§ 3 Nr. 20 MPG)	meist auf europäischer Ebene (zentrale Zulassung, dezentrale Zulassung, gegenseitige Anerkennung) nationale Zulassung möglich (BfArM, 2019, o.S.)
Durchführende Institution	privatwirtschaftlich, mit staatlicher Überwachung Benannte Stelle (überwacht durch die ZLG) (§ 15 Abs. 2 MPG)	staatlich EMA nationale Behörde (PEI, BfArM) (BfArM, 2019, o.S.)
Nutzenbewertung		
Bewertungsgegenstand	Neue Untersuchungs- und Behandlungsmethoden auf Basis eines Medizinproduktes mit hoher Risikoklasse nach erstmaliger Anfrage eines Krankenhauses (2. Kapitel § 33 VerfO G-BA)	neu zugelassene Arzneimittel neu zugelassene Anwendungsgebiete bereits zugelassener Arzneimittel (5. Kapitel § 1 Abs. 2 VerfO G-BA)
Verantwortliche Institution für die Bewertung	IQWiG (IQWiG, 2017a, S. 27)	IQWiG, Dritte oder der G-BA (5. Kapitel § 17 Abs. 2 VerfO G-BA)
Verantwortliche Institution für die Entscheidungsfindung	G-BA (2. Kapitel § 37 Abs. 1 Satz 1 VerfO G-BA)	G-BA (5. Kapitel § 20 Abs. 1 VerfO G-BA)

Ergebnisse

	Medizinprodukte	Arzneimittel
Ziel der Bewertung	Entscheidung über die Vereinbarung eines Zusatzentgeltes, Durchführung einer Erprobungsstudie oder Ausschluss der Methode aus dem GKV-Leistungskatalog (§ 137h Abs. 3-5 SGB V)	Grundlage für Erstattungsbetragsverhandlungen zwischen dem pU und dem GKV-SV (Ausnahme: Arzneimittel ohne ZN, die in eine Festbetragsgruppe eingeordnet werden können) (5. Kapitel § 20 Abs. 2 VerfO G-BA)
Vergütungsregelungen	Methode mit belegtem Nutzen oder Potenzial einer Behandlungsalternative jeweils in Verbindung mit dem Status 1 vom InEK: Verhandlung eines Zusatzentgeltes nach § 4 Abs. 2 KHEntgG zwischen Krankenhäusern, die für die Methode eine Anfrage gestellt haben, und regionalen Krankenkassen Methode ohne Nutzen und ohne Potenzial einer Behandlungsalternative: Ausschluss aus der Erstattung i.V.m. § 137c SGB V (§ 137h Abs. 3-5 SGB V)	Arzneimittel mit geringerem ZN: Abschlag auf die Jahrestherapiekosten der zVT Arzneimittel ohne ZN: Einordnung in eine Festbetragsgruppe nach §35 Abs. 1 SGB V. Falls eine Einordnung in bestehende Festbetragsgruppen nicht möglich: Erstattungsbetragsverhandlung nach §130b SGB V, wobei die Jahrestherapiekosten der zVT nicht überstiegen werden sollen Arzneimittel mit ZN: Erstattungsbetragsverhandlung nach § 130b SGB V im Rahmen eines Zuschlags auf die Jahrestherapiekosten der zVT (vgl. GKV-SV, 2016, o.S.)
Zeitraum der Bewertung	Bewertung: 6 Wochen nach Einreichung der Unterlagen des Herstellers (IQWiG, 2017a, S. 28) G-BA Beschluss: weitere 3 Monate (2. Kapitel § 37 Abs. 1 Satz 2 VerfO G-BA)	Bewertung: 3 Monate nach Einreichung des Dossiers durch den pU (5. Kapitel § 18 Abs. 5 Satz 1 VerfO G-BA) G-BA Beschluss: weitere 3 Monate (5. Kapitel § 20 Abs.1 Satz 1 VerfO G-BA)
Wahl des Komparators	angemessene Vergleichsintervention (Anlage V zum 2. Kapitel VerfO G-BA, S. 97)	zweckmäßige Vergleichstherapie basierend auf internationalen Standards der evidenzbasierten Medizin Zulassung im Anwendungsgebiet vorrangig Therapien mit Endpunktstudien in der praktischen Anwendung bewährt von der GKV vergütet Nutzen durch den G-BA bereits

Medizinprodukte	Arzneimittel
	festgestellt
	(5. Kapitel § 6 VerfO G-BA)

Quellen: BfArM, 2019, o.S.; IQWiG, 2017a, S. 27 ff.; MPG, 2017, o.S.; SGB V, 2019, o.S. und VerfO G-BA, 2018, S. 33 ff.

5.2 Evaluation der Nutzenbewertung von Medizinprodukten nach § 137h SGB V

5.2.1 Darstellung der bisherigen Bewertungsverfahren

Bis zum 1. Mai 2019 wurden insgesamt 24 Verfahren für Behandlungsmethoden mit Hochrisiko-Medizinprodukten auf der Internetseite des G-BA gelistet. Zu diesen 24 Verfahren zählen sowohl Beratungen nach § 137h Abs. 6 SGB V als auch Bewertungen nach § 137h Abs. 1 SGB V. Während im ersten Jahr 20 Verfahren abgeschlossen wurden, waren es im Jahr 2018 nur noch drei Verfahren und 2019 bisher sogar nur ein einziges (Abbildung 3). Der GKV-SV (2018a, o.S.) erklärt den Rückgang der Bewertungen damit, dass Krankenhäuser NUB-Entgelte beantragt haben, welche einer Bewertung nach § 137h SGB V hätten unterzogen werden müssen, jedoch ihrer Pflicht nicht angekommen seien, entsprechende Informationen an den G-BA weiterzuleiten.

Abbildung 3: Verteilung nach Jahr der § 137h SGB V-Verfahren

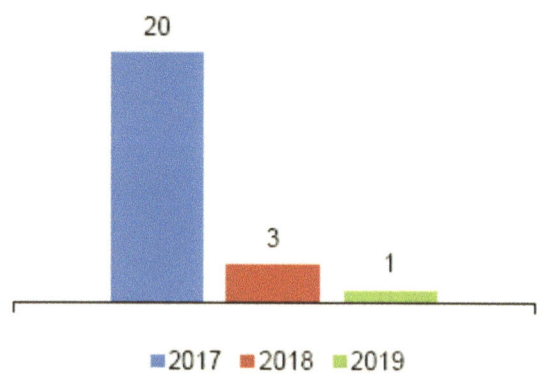

Quelle: Eigene Auswertung in Anlehnung an G-BA, 2019, o.S.

Abbildung 4: Verteilung nach Art der § 137h SGB V-Verfahren

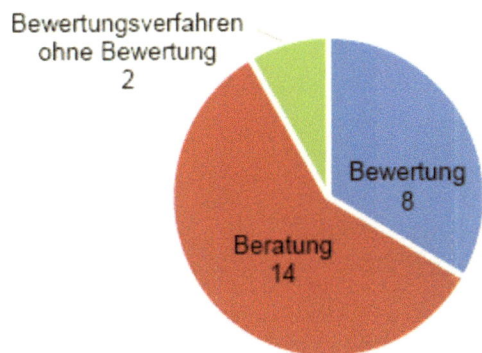

Quelle: Eigene Auswertung in Anlehnung an G-BA, 2019, o.S.

Bei der Betrachtung der Verteilung nach Art der Verfahren (Abbildung 4) zeigt sich, dass nur acht Bewertungen abgeschlossen wurden. In zwei Fällen wurde ein Bewertungsverfahren ohne Bewertung beendet, da die Voraussetzungen nach § 137h Abs. 1 SGB V nicht erfüllt waren. Mehr als die Hälfte der Verfahren waren Beratungen. Obwohl fünf der 14 Beratungsverfahren die Voraussetzungen für eine Nutzenbewertung nach § 137h SGB V erfüllen, folgte die Bewertung nur für die gezielte Lungendenervierung durch Katheterablation bei chronisch obstruktiver Lungenerkrankung. Vier Verfahren wurden bislang nicht bewertet und neun Verfahren, konnten die Voraussetzungen für eine Bewertung nach § 137h Abs. 1 SGB V nicht erfüllen (Abbildung 5).

Abbildung 5: Ergebnisse der Beratungsverfahren nach § 137h SGB V

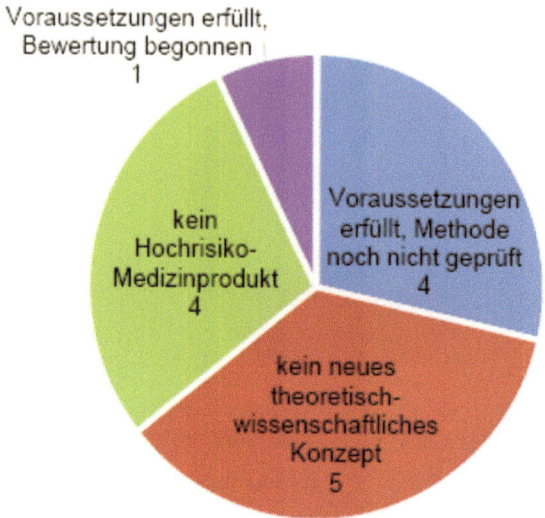

Quelle: Eigene Auswertung in Anlehnung an G-BA, 2019a, o.S.

Abbildung 6: Ergebnisse der Bewertungsverfahren nach § 137h SGB V

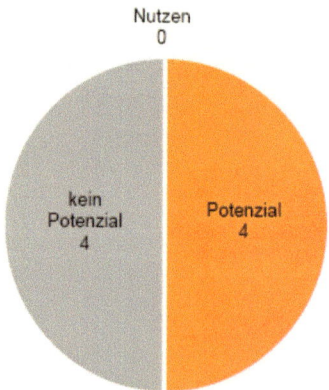

Quelle: Eigene Auswertung in Anlehnung an G-BA, 2019a, o.S.

Die Verfahren, für die eine Bewertung vorgenommen wurde, werden in Tabelle 3 (S. 32) dargestellt. Auffällig ist, dass sieben der acht Methoden auf dem Einsatz des ultraschallgesteuerten hoch-intensiven fokussierten Ultraschall (USg-HIFU) beruhen und der Antragsteller bei allen das Universitätsklinikum Frankfurt am

Main ist. Ursprünglich vergab der G-BA nur zwei Mal den Status „Potenzial einer Behandlungsalternative". Bei zwei weiteren Verfahren wurden elf bzw. fast 17 Monate nach Veröffentlichung des Beschlusses und Einleitung des Verfahrens nach § 137c Abs. 1 Satz 2 SGB V, Studiendaten nachgereicht, die der G-BA nutzte, um seinen Beschluss zu ändern und das Potenzial einer Behandlungsalternative anzuerkennen.

Eines dieser Verfahren ist die Methode des USg-HIFU beim Pankreaskarzinom. Obwohl der G-BA im Rahmen eines Ausschlussverfahrens nach § 137c SGB V eigene Recherchen anstellen muss, unterlies er dieses mit der Begründung weitergehende Recherchen seien nicht notwendig und ihm lägen keine Anhaltspunkte vor, dass relevante Erkenntnisse unberücksichtigt geblieben seien (vgl. G-BA, 2018a, S. 4). Orlowski (2018, S. 2) kritisiert dieses Verhalten vor dem Hintergrund der weitreichenden Konsequenzen eines Ausschlusses scharf. Es dürfe nicht von durch Krankenhäuser und Medizinproduktehersteller ermittelten Informationen abhängig sein, ob eine Methode aus der Versorgung ausgeschlossen wird. Der G-BA sei seiner Amtsermittlungspflicht zur eigenen Recherche der Studienlage nicht nachgekommen, sodass es vom Verhalten Dritter abhängig war, dass die Methode nicht ausgeschlossen wurde. In diesem Fall hatte ein dritter Akteur im Stellungnahmeverfahren, welches im Rahmen des Ausschlussverfahrens stattfand, eine entscheidende Studie nachgereicht, die das Potenzial einer Behandlungsalternative belegte (vgl. G-BA, 2018b, S. 74).

Für die vier verbleibenden Methoden konnte der G-BA ebenfalls weder einen Nutzen noch ein Potenzial feststellen und leitete entsprechend ein Verfahren nach § 137c SGB V ein, in dem er über den Ausschluss der Methoden aus dem GKV-Leistungskatalog entschied. Der G-BA beruft sich bei seinen Entscheidungen auf die eingereichten Unterlagen und die Bewertung des IQWiG. Das IQWiG wiederum orientiert sich an den Bewertungsmaßstäben der evidenzbasierten Medizin. Hierfür zieht es die sieben gängigen Evidenzstufen Ia-V heran und betrachtet besonders RCT-Studien, systematische Übersichtsarbeiten und vergleichende Studien als maßgeblich für die Nutzenbewertung. Abbildung 7 zeigt, dass die Qualität der eingereichten Daten zwischen den Methoden stark variiert. Während bei der Methode des USg-HIFU zur Behandlung des Pankreaskarzinoms insgesamt zwölf Studien mit unterschiedlicher Evidenz vorgelegt wurden, gab es bei der Methode des USg-HIFU zur Behandlung von Tumoren des Knochens und des Knochenmarks keine einzige Studie. Die Bewertung des IQWiG zeigt, dass mindestens vergleichende Studien mit einer angemessenen Vergleichsintervention vorliegen müssen, damit die Bewertung positiv ausfällt. Fallserien und nicht vergleichende Studien werden nur ergänzend betrachtet (vgl. Hoffmann und Kersting, 2017, S. 14 ff.).

Abbildung 3: Evidenz der eingereichten Studien der Bewertungsverfahren nach § 137h SGB V

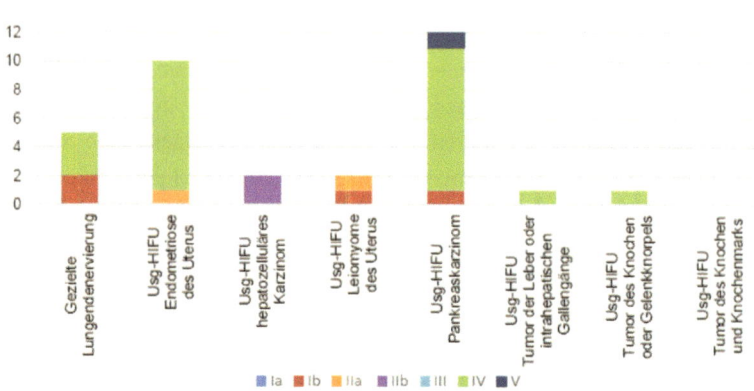

Quelle: Eigene Darstellung in Anlehnung an Hoffmann und Kersting, 2017, S. 16.

Alle Beschlüsse wurden durch das BMG geprüft und die vier, für die der G-BA weder einen Nutzen noch ein Potenzial gesehen hat, beanstandet. Nicht nur, weil die Beschlüsse aufgrund fehlender Sachverhaltsermittlung in verfahrensrechtlicher Hinsicht rechtsfehlerhaft sind, sondern auch wegen der zugrundeliegenden rechtlichen Auslegung des Potenzialbegriffs. Die Anforderungen an den Begriff dürften nicht überspannt werden. Der G-BA verlangt mindestens eine Studie mit positiven Effekten gegenüber der Standardtherapie. Weder aus dem Gesetzestext noch aus seiner Begründung oder der Verfahrensordnung sei erkennbar, dass für die Feststellung eines Potenzials an das Vorliegen von vergleichenden Studien gebunden wäre. Vielmehr ginge es bei der Feststellung eines Potenzials um das Abwägen von Behandlungschancen und -risiken. Überwiegen die Chancen die Risiken liegt ein Potenzial vor (vgl. Orlowski, 2018, S. 3 ff.). Orlowski (ebd.) verweist in dem Zusammenhang auf das Urteil des Landessozialgerichts (LSG) Berlin-Brandenburg vom 25. Januar 2018, welches ebenfalls die Auslegung des G-BA zum Potenzialbegriff bemängelte. Das BMG bittet den G-BA um eine Überprüfung und erneute Nutzenbewertung unter Beachtung der hervorgebrachten Kritikpunkte. Stand 01.05.2019 liegt somit für vier von acht Verfahren das Potenzial einer erforderlichen Behandlungsalternative vor. Für weitere vier Verfahren bleibt abzuwarten, welche Entscheidung der G-BA treffen wird. Wenn das Potenzial einer erforderlichen Behandlungsalternative vom G-BA festgestellt wird, entscheidet dieser im nächsten Schritt über eine Erprobungsstudie. Im Fall der gezielten Lungendenervierung befand der G-BA es nicht für notwendig, da der Hersteller bereits eine Studie initiiert hat und die Ergebnisse innerhalb der nächsten Jahre vorliegen sollen (vgl. G-BA, 2018b, S. 7 f). In den drei Fällen von Methoden mit dem USg-HIFU beriet der G-BA über Erprobungsstudien und forderte den Hersteller des Medizinproduktes sowie weitere Anbieter der Methode auf, sich an den Kosten der wissenschaftlichen Begleitung und Auswertung in angemessenem Umfang zu beteiligen (vgl. G-BA, 2017c, S. 2). In der mündlichen Anhörung macht der Hersteller deutlich, dass er bereit wäre die Kosten für eine Erprobungsstudie zu übernehmen, wenn alle USg-HIFU-Methoden zusammengefasst würden (vgl. G-BA, 2018c, S. 112). Das Ergebnis ist, dass bis heute keine einzige Erprobungsstudie im Rahmen der Nutzenbewertung erfolgt ist. Bei allen USg-HIFU-Verfahren scheiterte die Durchführung aufgrund der fehlenden Kostenübernahmebereitschaft. Folglich liegen keine neuen wissenschaftlichen Erkenntnisse vor und der G-BA müsste eine Richtlinie zum Ausschluss der Methode aus dem GKV-Leistungskatalog erlassen (vgl. 2. Kapitel § 12 Abs. 3 Satz 5-6 VerfO G-BA).

Ergebnisse

Tabelle 3: Übersicht der Bewertungsverfahren nach § 137h SGB V

Name des Verfahrens	Antragsteller	Beschlussdatum	Ergebnis	Bemerkungen
Gezielte Lungendenervierung	Universitätsklinikum Heidelberg	16.03.2017	Kein Potenzial	Änderung am 04.10.2018 aufgrund neuer Studienergebnisse: Potenzial
USg-HIFU bei Endometriose des Uterus	Universitätsklinikum Frankfurt am Main	16.03.2017	Kein Potenzial	Das BMG beanstandet den Beschluss am 26.04.2018
USg-HIFU bei hepatozellulären Karzinom	Universitätsklinikum Frankfurt am Main	16.03.2017	Potenzial	Erprobungsstudie aufgrund fehlender Kostenübernahmebereitschaft nicht durchgeführt
USg-HIFU bei Leiomyomen des Uterus	Universitätsklinikum Frankfurt am Main	16.03.2017	Potenzial	Erprobungsstudie aufgrund fehlender Kostenübernahmebereitschaft nicht durchgeführt
USg-HIFU bei Pankreaskarzinom	Universitätsklinikum Frankfurt am Main	16.03.2017	Kein Potenzial	Änderung am 15.02.2018 aufgrund neuer Informationen durch Dritte: Potenzial Erprobungsstudie aufgrund fehlender Kostenübernahmebereitschaft nicht durchgeführt
USg-HIFU bei Tumor der Leber oder intrahepatischen Gallengänge	Universitätsklinikum Frankfurt am Main	16.03.2017	Kein Potenzial	Das BMG beanstandet den Beschluss am 26.04.2018
USg-HIFU bei Tumor des Knochens oder Gelenkknorpels	Universitätsklinikum Frankfurt am Main	16.03.2017	Kein Potenzial	Das BMG beanstandet den Beschluss am 26.04.2018
USg-HIFU bei Tumor des Knochens oder Knochenmarks	Universitätsklinikum Frankfurt am Main	16.03.2017	Kein Potenzial	Das BMG beanstandet den Beschluss am 26.04.2018

Quelle: G-BA, 2019a, o.S. 5.2.2 Kritik an der Methodenbewertung

In den letzten Jahren, insbesondere nach dem PIP-Skandal um minderwertige Brustimplantate im Jahr 2010, hat der Medizinproduktemarkt viel Kritik erfahren. Das EU-Parlament reagierte und forderte die EU-Kommission auf den Rechtsrahmen für Medizinprodukte zu ändern (vgl. Seidel *et al.*, 2014, S. 409). Der Sachverständigenrat zur Begutachtung der Entwicklung im Gesundheitswesen (SVR) erstellte 2014 ein Gutachten, indem er Regulierungen des Medizinproduktemarkts mit denen des Arzneimittelmarkts verglich sowie Unterschiede zum US-amerikanischen System ermittelte (vgl. SVR, 2014, o.S.). Verschiedene Autoren beschäftigen sich in Studien und Publikationen mit den Problematiken der Regulierung von Medizinprodukten. Defizite waren nicht nur beim Prozess des Inverkehrbringens, sondern auch bei der Nutzenbewertung von Medizinprodukten erkennbar. Übergeordnet werden drei große Kritikpunkte benannt, auf die im weiteren Verlauf näher eingegangen wird: mangelnde Evidenz, fehlende Transparenz und strukturelle Probleme.

Olberg *et al.* (2017, S. 1425) stellen fest, dass sich die Regulierung von Medizinprodukten, zu denen der 1990er Jahre kaum verändert hat. Für das Inverkehrbringen von Hochrisiko-Medizinprodukten seien keine robusten klinischen Studien notwendig. Der Prozess sei inkonsistent und undurchsichtig. Nachweise zur Wirksamkeit der Produkte und langfristige Nachbeobachtungen der Patienten würden nicht ausreichend gefordert (vgl. Storz-Pfenning *et al.*, 2013, S. 3). Auch Fuchs *et al.* (2017, S. 221) beschreiben fehlende Wirksamkeitsnachweise und deutlich weniger strenge und strukturierte Regulierungen als bei den Arzneimitteln. Cohen (2012, S. 2) stellte in ihrer Untersuchung fest, dass Benannte Stellen keine einheitlichen Standards haben. Sowohl die Kosten als auch die Bearbeitungszeit seien sehr unterschiedlich gewesen. Außerdem sei der Prozess anfällig für Manipulationen, da Benannte Stellen privatwirtschaftlich organisiert sind und ein hohes wirtschaftliches Interesse an den Aufträgen haben. Auch Wille (2015, S. 44) gibt zu bedenken, dass wirtschaftliche Interessen die Entscheidungen der Benannten Stellen bis zu einem gewissen Maß beeinflussen. Generell mangele es an Anforderungen für klinische Prüfungen bspw. bezüglich des Studiendesign, der Endpunkte, der Beobachtungsdauer sowie der Vollständigkeit der Daten (vgl. ebd.). Ex *et al.* (2016, S. 89) kritisieren besonders die Kopplung der Nutzenbewertung an die Beantragung eines NUB-Entgeltes, wodurch die Bewertung weniger ein Instrument zur Sicherstellung der Patientensicherheit, sondern viel mehr eines zur Vergütungsfindung sei. Sowohl Ex *et al.* (ebd.) als auch Sauerland und Windeler (2018, S. 127 ff.) kommen zu dem Schluss, dass die NUB-Anfrage als finanzielles Aufgreifkriterium kritisch zu betrachten ist. Im Rahmen der DRG-Vergütung würden nur Anträge auf NUBs gestellt werden, wenn die neuen Methoden nicht mit der vorhandenen Fallpauschale gedeckt wären. Zudem haben Hersteller die Möglichkeit die Preise ihrer Produkte zu senken, sodass die Methode die Höhe der Fallpauschale nicht übersteigt und keine NUB-Anfrage gestellt werden muss. Folglich wird nur für teure neue Methoden eine NUB-Anfrage gestellt und eine Bewertung durchgeführt. Methoden, die zwar kostengünstig, aber risikoreich sind, gelangen weiterhin ungeprüft in die Versorgung. Auch die Rolle der Krankenhäuser wird in dem Zusammenhang kritisiert. Das Verfahren sei sehr komplex und aufwendig und stellt Krankenhäuser vor die Herausforderung den passenden Zeitpunkt für den Beginn des Verfahrens zu wählen. Dadurch kann es zu einer verfrühten oder unzulänglichen NUB-Anfrage kommen, die dann zum Ausschluss der Methode führt. Krankenhäusern wird die Kompetenz zugesprochen über die Marktreife von Medizinprodukten zu entscheiden (vgl. Willhöft, 2018, S. 175 f.). Das Verfahren sei zudem innovationshemmend, denn es bestünden geringe Anreize und ein hohes Risiko für den Hersteller, welches im schlimmsten Fall der Ausschluss der Methode bedeuten kann. Auf der anderen Seite drohen Krankenhäusern keine Konsequenzen und es ist kaum überprüfbar, wenn sie eine NUB nicht dem G-BA melden (vgl. Ex *et al.*, 2016, S. 90).

Mit diesen primär strukturellen Problemen verbunden ist die mangelnde Transparenz des Verfahrens. Fuchs *et al.* (2017, S. 219) beschreiben eine Lücke an Informationen darüber, welche Medizinprodukte derzeit auf dem Markt sind. Ärzte, Patienten und sonstige Anwender können bislang den regulatorischen Status und die wesentlichen Inhalte der Konformitätsbewertung nicht einsehen. Es ist nicht möglich nachzuvollziehen wann, in welcher Risikoklasse, für welche Zweckbestimmung, durch wen oder auf welcher Datengrundlage ein Medizinprodukt in Verkehr gebracht wird. Seit 2011 wird die Datenbank EUDAMED aufgebaut, die diese Informationen enthalten soll. Bislang haben jedoch weder Benannte Stellen noch Hersteller oder die Öffentlichkeit Zugriff zu dieser Datenbank (vgl. Sauerland und Windeler, 2018, S. 121). Zens *et al.* (2015, S. 244) merken an, dass Studien zu Medizinprodukten derzeit nicht in einem öffentlichen Register registriert werden müssen und dadurch selten veröffentlicht werden. Auch seien detaillierten Informationen zu der Bewertung von Medizinprodukte, welche im Besitz der Benannten Stellen sind, nicht für HTA Institutionen zugänglich. Die Institutionen haben somit keinen Überblick über den aktuellen Markt und sind darauf angewiesen, von den Herstellern informiert zu werden (vgl. Fuchs *et al.*, 2017, S. 219).

Auch das Erheben von Daten steht bei der Bewertung von Medizinprodukten in der Kritik. Storz-Pfenning *et al.* (2013, S. 3) kritisieren die zu geringen Anforderungen an einen verlässlichen Evidenznachweis vor aber auch nach Markteintritt. Olberg *et al.* (2017, S. 1425) bestätigten diese Aussage und fügen hinzu, dass selbst Postmarket-Daten, welche für Nutzenbewertungen herangezogen werden, ungenügend sind. Es brauche strengere Vorgaben für qualitative Studien, die klinische Wirksamkeit und Sicherheit nachweisen. Auch Register könnten einer besseren und breiteren Datengrundlage dienen. Fuchs *et al.* (2017, S. 219) ergänzen an, dass zum einen wenige Studien zu Medizinprodukten durchgeführt oder publiziert und zum anderen, dass verfügbare Studien schlecht dokumentiert sind. Eikermann *et al.* (2013, S. 2) merken an, dass auch bei Medizinprodukten RCT-Studien oder Studien mit vergleichbar hoher Qualität durchgeführt werden sollten, um die Patientensicherheit zu erhöhen. Zudem sei die Betrachtung von patientenbezogenen Endpunkten, sog. patient-reported-outcomes (PRO), bislang vernachlässigt worden (vgl. Krüger-Brand, 2012, S. 409).

5.3 Evaluation der Nutzenbewertung von Arzneimittel nach § 35a SGB V

5.3.1 Darstellung der bisherigen Bewertungsverfahren

Bis zum 01.05.2019 wurden auf der Internetseite des G-BA 397 Verfahren für eine Bewertung nach § 35a SGB V veröffentlicht. Die Verfahren lassen sich in fünf Gruppen unterteilen (Abbildung 8):

- Verfahren die nach § 35a Abs. 1a SGB V i.V.m. §15 VerfO wegen Geringfügigkeit freigestellt werden,
- Verfahren die eingestellt wurden z.B., wenn eine ungültige Packungsgröße vorlag (vgl. G-BA, 2014, S.2),
- Verfahren bei denen kein Dossier eingereicht wurde,
- abgeschlossene Verfahren zu Erkrankungen seltener Leiden (Orphan Drug-Verfahren) und
- andere abgeschlossene Verfahren.

Die größte Gruppe bilden dabei die abgeschlossenen Verfahren mit knapp 70 Prozent (282 Verfahren). Die zweitgrößte Gruppe sind die abgeschlossenen Verfahren zu *Orphan Drugs* mit 20 Prozent (78 Verfahren), gefolgt von Verfahren ohne Dossier (18 Verfahren), eingestellte Verfahren (10 Verfahren) und Verfahren die von der Nutzenbewertung freigestellt wurden (9 Verfahren).

Abbildung 8: Verteilung nach Art der § 35a SGB V-Verfahren

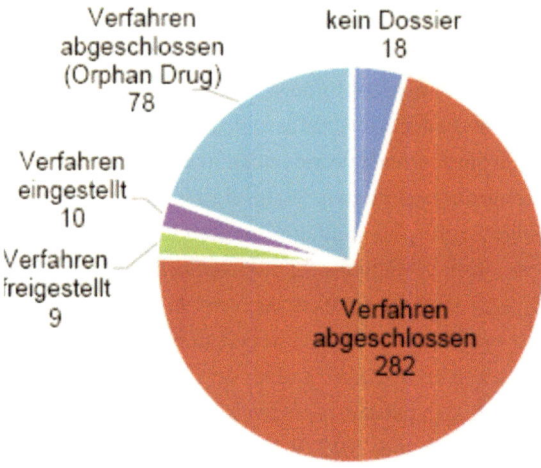

Quelle: Eigene Auswertung in Anlehnung an G-BA, 2019b, o.S.

Abbildung 9: Verteilung nach Jahr der § 35 a SGB V-Verfahren

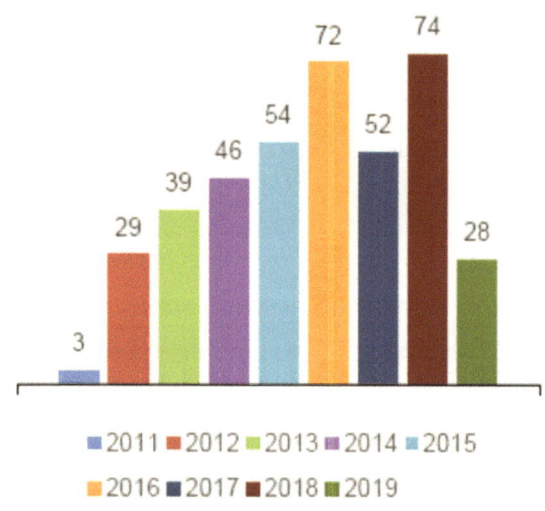

Quelle: Eigene Auswertung in Anlehnung an G-BA, 2019b, o.S.

Im ersten Jahr nach Inkrafttreten der frühen Nutzenbewertung nach § 35a SGB V wurden bereits drei Verfahren beendet (Abbildung 9). Wie aus Kapitel 3.2.2 entnommen werden kann, beträgt die vorgesehene Verfahrensdauer sechs Monate. Bei den ersten 14 abgeschlossenen Verfahren betrug die Zeit von Beginn des Verfahrens bis zur Beschlussfassung jedoch fast zwölf Monate. Nur das Verfahren zu Ticagrelor (Brilique®), welches am 01.01.2011 begann, konnte bis Ende 2011 beschlossen werden. Zwei weitere Verfahren wurden zwar abgeschlossen, aber von der Bewertung freigestellt bzw. wurde kein Dossier vorgelegt. In den darauffolgenden Jahren nahm die Zahl von 29 Verfahren im Jahr 2012 bis 72 Verfahren im Jahr 2016 stetig zu. Zwar gab es im Jahr 2017 mit 52 Verfahren einen kleinen Einbruch, im Jahr 2018 wurden jedoch mit 74 Verfahren ähnlich viele Verfahren wie im Jahr 2012 beschlossen. Nimmt man eine proportionale Verteilung der Verfahren über das Jahr an, lässt die Anzahl der bis zum 01.05.2019 beschlossenen Verfahren vermuten, dass die Zahl der Verfahren für das Jahr 2019 zwischen 50 und 70 Verfahren liegen wird.

Zentrales Ergebnis der frühen Nutzenbewertung ist die Quantifizierung des ZN gegenüber der zVT. Das Ausmaß des ZN wird dabei mit abnehmender Gewichtung wie folgt kategorisiert: erheblich, beträchtlich, gering, nicht quantifizierbar, nicht belegt und geringer. Abbildung 10 stellt, basierend auf diesen Kategorien, die Verteilung des maximalen Ausmaßes des durch den G-BA ermittelten ZN dar. Die Betrachtung erfolgt für alle abgeschlossenen Verfahren, da die anderen Gruppen keine Bewertung vornehmen bzw. für Verfahren, bei denen kein Dossier eingereicht wurde, der ZN als nicht belegt gilt (vgl. 5. Kapitel § 17 Abs. 1 Satz 3 VerfO G-BA). Bei *Orphan Drug*-Verfahren mit einem Jahresumsatz kleiner 50 Mio. Euro sollte beachtet werden, dass der ZN bereits mit der Zulassung als belegt gilt (vgl. 5. Kapitel § 12 Nr. 1 VerfO G-BA). Bei einem Nicht-*Orphan*-Verfahren wird das Fehlen von verwertbarer Evidenz mit einem nicht belegten ZN bewertet, bei einem *Orphan Drug*-Verfahren hingegen mit einem nicht quantifizierbaren ZN. Die Regelung führt dazu, dass die Bewertungskategorien geringerer und nicht belegter ZN entfallen, wodurch sich die Verteilung der Bewertungsergebnisse verschiebt.

Bei der Betrachtung der abgeschlossenen Verfahren fällt auf, dass bei einem einzigen Verfahren als maximales Ausmaß ein geringerer ZN festgestellt und ebenfalls nur bei drei Verfahren ein erheblicher ZN durch den G-BA bestätigt wurde. Für etwa 60 Prozent aller nutzenbewerteten Wirkstoffe wurde ein ZN in wenigstens einem Teilanwendungsgebiet bestätigt. Die größte Gruppe mit ca. 40 Prozent sind jedoch Verfahren ohne belegten ZN (Abbildung 11). Auf Ebene der Teilpopulationen hingegen kann der G-BA nur zwei Fünftel der Patientengruppen einen ZN bestätigen.

Abbildung 10: Maximales Ausmaß des Zusatznutzens aller abgeschlossenen Verfahren

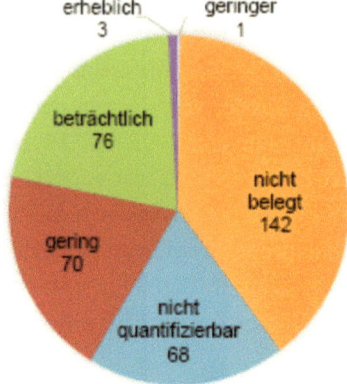

Quelle: Eigene Auswertung in Anlehnung an G-BA, 2019b, o.S.

Abbildung 11: Ausmaß des Zusatznutzens nach Teilpopulation

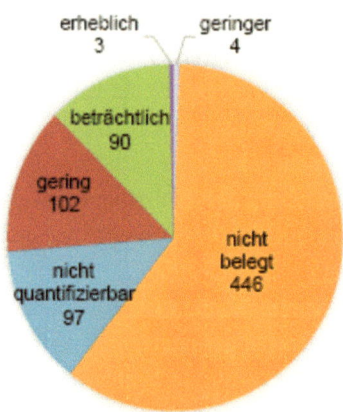

Quelle: Eigene Auswertung in Anlehnung an G-BA, 2019b, o.S.

Die Abbildung 13 zeigt die Begründungen des G-BA, welche zu der Bewertung eines nicht belegten ZN führten. In nur 16 Prozent der Fälle konnte ein ZN tatsächlich nicht belegt werden. In den anderen 84 Prozent lagen formale oder methodische Gründe vor, weshalb der G-BA einen nicht belegten ZN feststellte. Am häufigsten befand der G-BA die Nachweise als unvollständig, entweder wegen ungeeigneter oder nicht ausreichender Daten (65 Prozent der Fälle). Weitere Begründungen finden sich in Abbildung 12. In den meisten Fällen konnten die eingereichten Daten des pU die Anforderungen des G-BA nicht erfüllen. Der pU weiche von der vom G-BA festgelegten zVT ab, berücksichtige nicht die best verfügbare Evidenz oder benutze ein unpassendes Studiendesign (vgl. Cassel und Ulrich, 2018, S. 28).

Abbildung 12: Begründungen des G-BA für einen nicht belegten Zusatznutzen

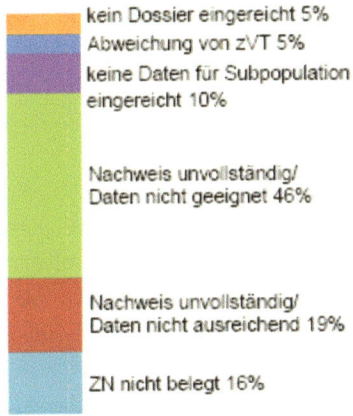

Quelle: Eigene Darstellung in Anlehnung an Cassel und Ulrich, 2018, S. 28

Abbildung 13: Ergebnisse der Preisfindung

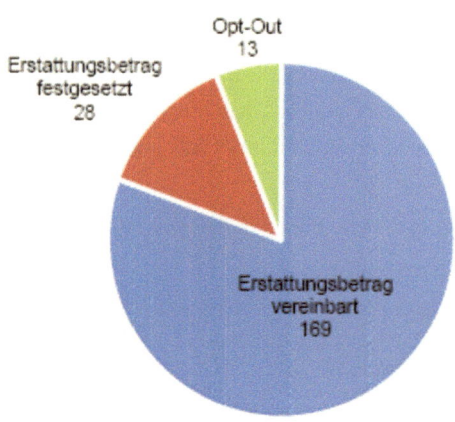

Quelle: Eigene Darstellung in Anlehnung an GKV-SV, 2019a, o.S.

Die frühe Nutzenbewertung von Arzneimitteln verfolgt den Ansatz *money for value*. Das heißt, dass die Höhe der Vergütung durch das anerkannte Ausmaß des ZN bestimmt wird. Der pU hat bis zu vier Wochen nach Veröffentlichung des Beschlusses durch den G-BA die Möglichkeit sein Produkt vom deutschen Markt zu nehmen (sog. *opt-out*). Bis Mai 2019 wurde diese Option in 13 Fällen gewählt (Abbildung 13). Sollte ein Hersteller nach Verhandlung oder Festlegung des Erstattungsbetrages unzufrieden sein, hat er die Möglichkeit sein Produkt außer Vertrieb zu setzen, wodurch das Arzneimittel nicht mehr auf dem deutschen Markt angeboten werden darf. Hiervon machten Hersteller in weiteren 15 Fällen Gebrauch. Insgesamt sind also 28 Produkte nicht mehr am deutschen Markt erhältlich. In vielen Fällen vermutet man preisbezogene Gründe für die Marktrücknahmen, da bei 64 Prozent der Rücknahmen kein ZN festgestellt werden konnte (vgl. Greiner *et al.*, 2019, S. 151 f.).

5.3.2 Kritik an der frühen Nutzenbewertung

Das AMNOG-Verfahren wird häufig auch als ein lernendes System bezeichnet, welches bereits mehrfach angepasst wurde. Mittlerweile scheint die Nutzenbewertung ein fester Bestandteil des deutschen Gesundheitssystems zu sein. Zwischen 2012 und 2016 wurden 2,85 Mrd. Euro durch Erstattungsbeträge eingespart. Seit 2016 gab es kein Verfahren mehr, bei dem eine Nutzenbewertung durch Nichteinreichung eines Dossiers umgangen wurde (vgl. Greiner *et al.*, 2019,

S. 35). Dennoch bestehen weiterhin offene Konfliktpunkte zwischen Industrie und den gesetzlichen Krankenkassen. Während der GKV-SV (2019b, o.S.) den nichtfestbetragsregulierten Markt weiterhin als Preistreiber bezeichnet, bemängeln pharmazeutische Unternehmen zum einen die unvorhersehbaren Evidenzanforderungen und zum anderen die Machtposition des GKV-SV, der 50 Prozent der Stimmen im G-BA hat und als Vertragspartei den Erstattungsbetrag verhandelt (vgl. Dierks, 2019, S. 200). Ökonomen sind der Meinung, dass Innovationen nicht ausreichend bei den Patienten ankommen (vgl. Cassel und Ulrich, 2017, S. 179).

Im AMNOG Report 2019 merken Greiner *et al.* (2019, S. 224) an, dass es vermehrt zu hohen Markteintrittspreisen kommt. Die Zahl der Wirkstoffe, welche pro Patient pro Jahr über 100.000 Euro kosten, hätten sich im Laufe der Zeit verdoppelt. Zudem gebe es den Trend zu Verfahren mit beschleunigter Zulassung, mit denen eine schwer bewertbare Datenlage verbunden ist. Wirksamkeit und Sicherheit seien kaum einschätzbar und auch nach Markteinführung würde kaum aussagekräftige Evidenz nachgeliefert. Es gebe eine Korrelation von unreifen Daten und steigenden Arzneimittelpreisen, wodurch der Zugang zu wirksamen und bezahlbaren Arzneimitteln in der EU gefährdet sei (vgl. Stackelberg *et al.*, 2018, S. 224). In einer Pressemitteilung des GKV-SV (2019b, o.S.) werden zudem weitere Kritikpunkte und Änderungsvorschläge benannt. Der Spitzenverband stellt u.a. Überlegungen zu alternativen Erstattungsmodellen, breiteren Informationsbereitstellungen sowie strengeren Regulierungen an.

Ein Hauptkritikpunkt der Industrie am AMNOG ist, dass der G-BA einen nicht belegten ZN in 80 Prozent der Fälle mit der unzureichenden Qualität der Daten begründet (siehe Kapitel 5.3.1). Aus wirtschaftlicher Sicht sei es fatal ein Arzneimittel aus methodischen Gründen nicht zu bewerten, nachdem ein Hersteller bereits mehrere Milliarden Euro in die Forschung und Entwicklung investiert hat (vgl. Dierks, 2019, S. 200 f.). In einer Stellungnahme erklärt der Verband forschender Arzneimittel-Hersteller (vfa) (2013, S. 10 f.) seine Kritikpunkte am AMNOG und verweist darin unter anderem auf die zahlreichen methodischen Probleme bei der Anerkennung und Würdigung von Surrogatendpunkten sowie anderen (patientenrelevanten) Endpunkten. Dass es für bestimmte Arzneimittel unangemessen oder unmöglich ist Studien höchster Evidenzstufe zu fordern, hat der G-BA bereits erkannt und in der Arzneimittel-Nutzenverordnung festgehalten. Der Hinweis zur tatsächlichen Anerkennung von Nachweisen geringerer Evidenzstufen fehle jedoch (vgl. Hebborn und Hoffmann-La, 2019, S. 190). Das Problem läge darin, dass das IQWiG ausschließlich die bestmögliche und nicht die best verfügbare Evidenz bewertet. Es folge zu strikt dem Methodenpapier und berücksichtige dadurch keine relevanten, krankheitsspezifischen Kontextfaktoren (vgl. Biermann und Schöffski, 2018, S. 105). Generell stellte die Studie von Fischer *et al.* (2016, S. 1115) fest, dass der G-BA strenger bewertet als das *National Institute for Health and Care Excellence* (NICE) in England. Aber auch die Ergebnisse von IQWiG und G-BA weichen in 32 Prozent der Fälle voneinander ab (vgl. Berkemeier und Höer, 2016, S. 93 ff.). Cassel und Ulrich (2015, S. 55 ff.) bewerten die Ergebnisse aus ökonomischer Sicht als nicht zufriedenstellend, da es kaum Aussicht auf eine ausreichende Erstattung und Verordnungsmengen gebe. Durch den vielfach nicht belegten Nutzen ergeben sich Erstattungsbeträge, die im Vergleich zu anderen europäischen Ländern geringer sind. Dies würde wiederrum dazu führen, dass Hersteller ihre Produkte entweder gar nicht auf den deutschen Markt bringen oder sie nachträglich zurücknehmen (vgl. Biermann und Schöffski, 2018, S. 105). Cassel und Ulrich (2017, S. 120 ff.) haben neben diesen Verfügbarkeitslücken auch Verordnungslücken erforscht. Faktoren wie Preise, Regressrisiken, Informationsdefizite und Therapieerfahrungen würden das ärztliche Verordnungsverhalten beeinflussen und zu einer Unterversorgung der Patienten mit wirksamen Arzneimitteln führen. Auch Biermann und Schöffski (2018, S. 105) sind der Meinung, Ärzte wären nicht ausreichend über die Ergebnisse der Nutzenbewertung aufgeklärt.

Neben seine Anmerkungen zur Methodik nimmt der vfa auch zur *Governance*-Problematik Stellung und bemängelt die fehlende Trennung von Bewertung, Beschlussfassung und Verhandlung. In allen drei Prozessabschnitten nimmt der GKV-SV eine dominante Rolle ein (vgl. vfa, 2013, S. 11 ff.). Dies kritisieren auch Cassel und Ulrich (2017, S. 184 f.), die, um die Strategieanfälligkeit zu beseitigen, ein unabhängiges Expertengremium für die Bewertung empfehlen. Die beiden Ökonomen sind sich bewusst, dass der Interessenskonflikt zwischen Krankenkassen und Industrie nur schwer lösbar ist. Dennoch sehen sie das Ziel einer Patientenversorgung mit den wirksamsten und innovativsten Arzneimitteln gefährdet und mahnen daher weitere Reformschritte an (vgl. Pharma-Fakten, 2018, o.S.).

5.4 Zusammenfassung der Ergebnisse

Die Ergebnisse der beiden HTA-Verfahren weisen, obwohl beides deutsche Verfahren und die beteiligten Akteure nahezu identisch sind, einige Unterschiede auf.

Die Gegenüberstellung der Bewertungsverfahren zeigt einen sehr unterschiedlich geregelten Marktzugang. Während die Zulassung bei den Arzneimitteln durch staatliche Behörden durchgeführt wird, erfolgt die Konformitätsbewertung durch die privatwirtschaftlich organisierten Benannten Stellen, welche staatlich überwacht werden. Dabei erwirbt ein Medizinprodukt die CE-Kennzeichnung immer für den gesamten europäischen Wirtschaftraum. Arzneimittel hingegen können in der Regel wählen für welche Länder sie die Zulassung beantragen.

Betrachtet man die Nutzenbewertung (Anhang 1) fällt auf, dass die Bestimmungen für Arzneimittel viel konkreter formuliert sind als für Medizinprodukte. Zudem umfasst die Bewertung von Medizinprodukten eine wesentlich eingeschränktere Gruppe von Produkten. Im Arzneimittelsektor müssen alle neuen Wirkstoffe einer Nutzenbewertung unterzogen werden, für Medizinprodukten geschieht dieses nur bei Informationsübermittlung durch ein Krankenhaus und für Hochrisiko-Medizinprodukte. Die Regelungen des § 35a SGB V umfassen dabei Produkte des ambulanten Sektors, während mit dem § 137h SGB V die stationäre Versorgung reguliert wird. Beide Verfahren wurden mit unterschiedlichen Intentionen eingeführt. Während das AMNOG ein Instrument zur Preisregulierung darstellt, verfolgt die Nutzenbewertung von Medizinprodukten das Ziel die Patientensicherheit zu erhöhen. Die Folgen der Bewertung können bei Medizinprodukten jedoch verheerender sein. Während Arzneimittel ohne ZN einen geringen Erstattungsbetrag fürchten müssen, kann es bei Medizinprodukten ohne Nutzen zum Ausschluss aus der Versorgung kommen. In beiden Verfahren wird die Bewertung durch das IQWiG und mit gleichen Evidenzanforderungen vorgenommen. Die Bearbeitungszeit darf bei den Medizinprodukten jedoch nur halb so lange dauern wie bei den Arzneimitteln. Interessant ist auch, dass die Anforderungen an den Komparator bei Medizinprodukten sehr offen, im Bereich der Arzneimittel hingegen sehr konkret formuliert sind. Insgesamt zeigen unterschiedliche strenge Regulierungen der beiden Bereiche.

Die Evaluation der Verfahren zeigt, dass die Anzahl der Bewertungen von Medizinprodukten rückläufig ist, wohingegen die der Arzneimittel seit 2011 fast kontinuierlich steigt. Außerdem weisen die nachträglichen Änderungen der Beschlüsse durch den G-BA auf erhebliche Probleme und Unstimmigkeiten bei der Nutzenbewertung von Medizinprodukten hin. Die Analyse zu Kritikpunkten hat gezeigt, dass die Einführung des § 137h SGB V Probleme bei der Evidenz, Transparenz und Struktur nicht beheben konnte. Die Qualität der eingereichten Studien variiert bei den Medizinprodukte-Methoden stark. Zudem wird die Übertragung der Verantwortung an die Krankenhäuser kritisch gesehen und es bestehen weiterhin Forderungen nach strengeren Regulierungen. Die frühe Nutzenbewertung im Arzneimittelsektor ist mittlerweile fest etabliert. Kritisiert werden weniger die Zulassungsbestimmungen, sondern mehr die Ausgestaltung der Nutzenbewertung und Preisbildung. Auch hier lassen sich Kritikpunkte zu Evidenz, Transparenz und Struktur identifizieren. Für etwa 40 Prozent der Verfahren und 60 Prozent der Subgruppen hat der G-BA einen nicht belegten Zusatznutzen beschlossen. Jedes fünfte Arzneimittel ist nicht (mehr) in Deutschland erhältlich. Es besteht der Vorwurf, dass der G-BA zu hohe Anforderungen an die Evidenz stellt und das AMNOG so zu Versorgungs- und Verordnungslücken geführt habe. Der GKV-SV hingegen sieht die Versorgung durch die steigenden Arzneimittelpreise gefährdet.

Generell wird deutlich, dass die Ausgestaltung der HTA-Verfahren unterschiedlich streng geregelt und die Akzeptanz bei der Nutzenbewertung von Medizinprodukten geringer ist. Im folgenden Kapitel werden diese Ergebnisse nun diskutiert.

6 Diskussion

Die Zulassung von Medizinprodukten wurde in den letzten Jahren besonders wegen mangelnder klinischer Evidenzanforderungen, Intransparenz und fehlender Strukturen kritisiert. Ein Kritikpunkt, den viele Autoren nennen, sind die ungenügenden Wirksamkeitsnachweise. Das BMG bestätigt, dass 90 Prozent aller Hochrisiko-Medizinprodukte ohne klinische Prüfungen auf den Markt kommen (vgl. BR24, 2018, o.S.). Verschiedene Quellen belegen, dass Benannte Stellen nicht neutral bewerten. Die Studie von Cohen (2012) beschreibt unterschiedliche Standards der Benannten Stellen für ein und dasselbe Produkt. Auch ein Insider, der bei einer Prüfstelle beschäftigt war, bestätigt, dass aus Angst davor Kunden zu verlieren, kaum Aufträge abgelehnt werden. Die Folge ist ein erhebliches Defizit bei der Patientensicherheit. Die Gesundheitsbehörde der USA veröffentlichte 2012 eine Liste mit unsicheren und unwirksamen Medizinprodukten, welche in Europa in Verkehr gebracht wurden. Es sollte jedoch kritisch hinterfragt werden, ob dieses Dokument wirklich wissenschaftlich oder eher politisch intendiert ist. Die Veröffentlichung erfolgte nämlich nachdem die Food and Drug Administration (FDA) kritisiert wurde, Innovationen nicht schnell genug bereitzustellen. In Europa werden Medizinprodukte wesentlich früher auf den Markt gebracht (vgl. BR24, 2018, o.S.). Vor dem Hintergrund dieser Probleme plädierte der SVR (2014, o.S.) für eine europaweit zentrale und unabhängige Zulassung ähnlich der von Arzneimitteln. An diesen Kritikpunkten setzt die neue Medizinprodukteverordnung an.

Ein Lösungsansatz wird mit der MDR angestrebt, welche die Erhöhung sowie Vereinheitlichung der personellen und materiellen Anforderungen an die Benannten Stellen beinhaltet. Das Verfahren soll strenger, EU-einheitlich und vermehrt kontrolliert werden (vgl. Europäische Kommission, 2019c, o.S.). Die Regierung entschied sich gegen die Einführung einer staatlichen Zulassungsbehörde, da ihr keine Erkenntnisse vorliegen, dass eine solche für die Zulassung besser geeignet wäre als die Benannten Stellen. Sie verweist dafür auf eine vergleichende Untersuchung des europäischen und US-amerikanischen Systems, welche risikobasierte Rückrufe untersucht (vgl. Deutscher Bundestag, 2018a, S. 5). Da der weltweit größte Medizintechnikverband (AdvaMed) die Durchführung der Studie, auf welche die Regierung hier verweist, mit unterstützt hat, sind Eigeninteressen jedoch nicht auszuschließen (vgl. AdvaMed, 2019, o.S.). Zudem bestätigen die Autoren Limitierungen hinsichtlich der Datengrundlage der Studie. Den Autoren lagen keine absoluten Zahlen für die Rückrufe vor, da es in Europa keine Datenbank

49

gibt, die solche dokumentiert (vgl. Davis *et al.*, 2011, S. 3). Zwar wird keine staatliche Zulassungsbehörde eingeführt, jedoch ein staatliches Expertengremium, die Koordinierungsgruppe Medizinprodukte (MDCG), gegründet, welche zukünftig die Arbeit der Benannten Stellen prüfen und vereinheitlichen soll, um so Manipulationen bei der Zertifizierung entgegen zu wirken. Diese Neuregelung ist mit einem hohen Organisations- und Koordinierungsaufwand verbunden, bei der das Risiko der unterschiedlichen Umsetzung der Vorgaben jedoch bestehen bleibt. Benannte Stellen stehen weiterhin in Konkurrenz zueinander und müssen ihren Kunden, den Medizinprodukte-Herstellern, eine möglichst unkomplizierte CE-Zertifizierung anbieten (vgl. Sauerland und Windeler, 2018, S. 124). Ob sich der Marktzugang durch die Einführung der MDR verbessern wird, bleibt abzuwarten. Sauerland (2017, S. 27) betont weiterhin die Vorteile einer staatlichen Behörde wie der EMA. Seiner Meinung nach gewährleisten diese Stellen eine höhere Einheitlichkeit, Kompetenz und Wirtschaftlichkeit bei der Zulassung. Die Zukunft wird zeigen, ob die Regierung an dem Konzept der Benannten Stellen festhalten kann. Es zeigten sich jedoch schon einige Erfolge der strengeren Regulierungen. Die Anzahl der Benannten Stellen wurde durch neue Prüfungen und Akkreditierungen auf 58 Prüfstellen reduziert. Bis Juni 2019 sind nur zwei Stellen für die MDR akkreditiert (vgl. Europäische Kommission, 2019b, o.S.). Die Unternehmensbefragung des Deutschen Industrie- und Handelskammertags in Kooperation mit dem Industrieverband SPECTARIS weist jedoch auf die Nebenwirkungen der strengeren Auflagen hin. Fast 80 Prozent der Medizintechnikhersteller befürchten erhebliche Schwierigkeiten durch die Einführung der MDR. Viele planen sogar Produkte vom europäischen Markt zu nehmen. Generell besteht die Sorge, dass es aufgrund personeller Engpässe bei den Benannten Stellen zu langen Wartezeiten sowie erhöhten Kosten für die Konformitätsbewertung kommt (vgl. Wien und Kuhlmann, 2019, S. 5 ff.). Unternehmensberater Matern plädiert in einem Interview für eine positivere Haltung gegenüber der MDR. Die neuen Regelungen seien in ihren Grundzügen schon seit September 2012 bekannt und bilden im Grunde nur eine Selbstverständlichkeit, den Patientenschutz, ab (vgl. Reinhardt, 2019, o.S.).

Neben der Sicherheit und Leistungsfähigkeit sollen durch die Einführung der MDR bei der Zulassung bald höhere Anforderungen an die klinische Evidenz gelten. Für Implantate und Produkte der Risikoklasse III müssen Hersteller dann klinische Prüfungen durchführen (vgl. BVMed, 2018, o.S.). Im Bereich der Arzneimittel sind hochwertige klinische Studien bereits seit vielen Jahren verpflichtend.

Derzeit liegt der Anteil von RCT-Studien im Arzneimittelbereich bei ca. 90 Prozent. Ein Abweichen von diesem sogenannten Goldstandard ist nur in Ausnahmefällen möglich (vgl. Downing *et al.*, 2014, S. 371). Auch wenn RCT-Studien nicht explizit durch die MDR vorgeschrieben werden, sind Sauerland und Windeler (2018, S. 125) der Meinung, dass sich dieses Studiendesign bei neuen Hochrisiko-Medizinprodukten etablieren wird. Diese Aussage bestätigen Zahlen einer Untersuchung des IQWiGs in Kooperation mit der Ethikkommission Berlin, die geplante Studien zu Medizinprodukten untersucht hat. Der Anteil an geplanten RCT-Studien wuchs demnach von 45 Prozent (2010) auf 66 Prozent (2013). Betrachtet man ausschließlich Therapiestudien, stieg die Zahl der RCT-Studien sogar von 62 Prozent (2010) auf 86 Prozent (2013) (vgl. IQWiG, 2017b, S. 16). Bohnet-Joschko *et al.* (2018, S. 150 f.) bestätigen durch ihre Analyse eines Datensatzes des Deutschen Registers für klinische Studien (DRKS) ein Wachstum von klinischen Studien zu Medizinprodukten. Der Anteil von RCT-Studien im Zeitraum von 2008 bis 2016 wird von ihnen auf 48 Prozent beziffert. Konkrete Zahlen zu ermitteln ist derzeit schwierig, da Studien in Europa weder registriert noch die Ergebnisse veröffentlicht werden müssen. Dadurch, dass die Datenbank EUDAMED mit Einführung der MDR öffentlich zugänglich wird, kann jedoch mit einer besseren Datengrundlage gerechnet werden. In jedem Fall zeigen die Studien, dass der Anteil der klinischen Studien gestiegen ist. Sauerland (2017, S. 28) begründet den Anstieg mit den steigenden Anforderungen bei der Zulassung sowie vermehrt eingeführte HTA-Verfahren in Europa.

Diese Entwicklung widerlegt das Argument, Medizinprodukte könnten aufgrund ihrer Besonderheiten nicht klinisch geprüft werden. Trotzdem zeigt die Analyse der derzeitigen Bewertungsverfahren bei Medizinprodukten, dass die Qualität der Studien stark variiert und Verbesserungspotenzial besitzt. IQWiG-Experte Sauerland (2017, S. 29 f.) stimmt zu, dass die Rahmenbedingungen bei Medizinprodukten erschwert sind, ist jedoch der Meinung, dass diese in Studien berücksichtigt werden können. Die Abhängigkeit des Behandlungserfolgs vom Anwender könnte bspw. durch multi- und unizentrische Studien sichtbar gemacht werden. Eine Randomisierung sei laut ihm nahezu immer möglich und auch die Verblindung sei wichtig, um valide Ergebnisse zu erhalten. Generell solle nicht von der üblichen Forschungsmethodik und Bewertungskriterien abgewichen werden. Der BVMed (2014b, S. 1) ist jedoch der Meinung, dass die Bewertungs- und Untersuchungsmethoden aus dem Arzneimittelbereich nicht auf Medizinprodukte übertragbar sind und plädiert daher für neue wissenschaftliche Leitlinien. Auch Mühlbacher und Juhnke (2018, S. 82 ff.) sind der Meinung, dass es in der Regel schwierig ist, die langfristigen Auswirkungen innovativer Medizinprodukte frühzeitig zu quantifizieren. Sie sehen neben den Lernkurveneffekten und Anwenderqualifikationen Probleme in dem starren Studiendesign der RCT und bei den schnellen Innovationszyklen. Ihr Lösungsvorschlag lautet daher adaptive Studiendesigns im Rahmen der Medizinprodukte-Prüfung zu verwenden. Dieses spezielle Design ermöglicht Modifikationen während des Studienverlaufs ohne dabei die Integrität und Gültigkeit der Studie zu verletzten. Flexible regulative Ansätze wie die beschleunigte oder die bedingte Zulassung sind im Arzneimittelsektor bereits bekannt und kommen besonders dem Patientenwunsch nach einem zeitnahen Zugang zu innovativen Therapien nach. Vertreter der GKV und Experten des IQWiG sehen jedoch Probleme in dem Konzept. Unter anderem befürchten sie, dass vermehrt unwirksame oder unsichere Technologien in den Markt gelangen und besonders Nischenindikationen angesprochen werden. Dieses hätte hohe finanzielle Belastungen für das Gesundheitssystem zur Folge (vgl. Zentner und Haas, 2016, S. 63). Zudem gibt es keine Sanktionsmöglichkeiten falls klinische Studien nicht nachgereicht werden und somit keinen Anreiz für Hersteller fehlende Daten nachzuliefern (vgl. Windeler, 2016, S. 2). Im Arzneimittelmarkt lassen sich Entwicklungen beobachten, die diese Überlegungen stützen, denn u.a. Naci *et al.* (2017, S. 626 ff.) zeigen in einer Studie zu beschleunigten Zulassungsverfahren, dass zu weniger als der Hälfte der Verfahren aussagekräftige Daten nachgereicht wurden. In Deutschland ist ein Trend zu Nischenindikationen bei *Orphan Drug*-Arzneimitteln zu erkennen. Obwohl diese Produkte nur für 0,2 Prozent aller Patienten bestimmt sind, machen *Orphan Drug*-Verfahren 20 Prozent der Nutzenbewertungsverfahren aus (vgl. Cassel und Ulrich, 2018, S. 36 ff.). Zudem sind *Orphan Drugs* trotz unreifer Daten wesentlich teurer als andere Arzneimittel. Eine solche Entwicklung führt zu einer Gefährdung der Versorgung mit wirksamen und bezahlbaren Gesundheitstechnologien (Rat der EU, 2016, o.S.). Trotz der Limitationen halten Mühlbacher und Juhnke (2018, S. 85 f.) an dem Vorschlag adaptiver Studiendesigns fest. Sie sind der Meinung, dass die Besonderheiten von Medizinprodukten im Studiendesign, aber auch bei der Bewertung der eingereichten Studien, berücksichtigt werden müssten.

Während IQWiG und GKV die unzureichende Studienqualität bemängeln, kritisiert die Industrie die zu hohen Anforderungen an die Studien und die strenge Bewertung des G-BA. Willhöft (2018, S. 175 f.) betont, dass HTA-Verfahren immer auch das Risiko bergen innovationshemmend zu wirken. Dies zeigt sich z.B. im

Bereich der Arzneimittel, bei denen der G-BA in 40 Prozent der Verfahren und 60 Prozent der Teilpopulationen keine ZN festgestellt hat. In den meisten Fällen kam er jedoch nicht zu dem Schluss, dass tatsächlich kein ZN vorliegt, sondern dass die Daten formale und methodische Mängel haben. Die Folgen sind geringe Erstattungsbeträge sowie die Entscheidung der Hersteller ihr Produkt vom Markt zu nehmen oder gar nicht erst in Verkehr zu bringen. Langfristig führt dies zu Verfügbarkeitslücken (Ulrich und Cassel, 2015, S. 55 ff.). Eine Auswertung zum Endpunkt Lebensqualität verdeutlicht die hohen Anforderungen. Greiner *et al.* (2019, S. 82) sprechen von einem Bedeutungsgewinn patientenrelevanter Endpunkte und verweisen auf die positive Entwicklung bei der Erhebung des Endpunktes. Bis 2018 wurden für 79 Prozent der Teilpopulationen Daten zum Endpunkt Lebensqualität erhoben. Schmidt und Pütz (2019, S. 118) merken jedoch an, dass nur bei 20 Prozent der Verfahren ein ZN durch den Endpunkt Lebensqualität anerkannt wurde. Greiner bestätigt einen Optimierungsbedarf: „Wir müssen gemeinsam daran arbeiten, bessere Daten zu erheben und gleichzeitig die verfügbaren Informationen besser nutzbar zu machen" (vgl. DAK, 2019, o.S.). Diese Situation ist vergleichbar mit der Auslegung des Potenzial-Begriffs bei Medizinprodukten, welche die Deutsche Krankenhaus Gesellschaft (DKG) (2019, S. 27) als „unberechenbare[n] und innovationshemmende[n] Übermaßforderungen" bezeichnet. Von acht Bewertungsverfahren wurde bei vier Verfahren weder ein Nutzen noch ein Potenzial erkannt, sodass die Methoden aus der Versorgung ausgeschlossen werden sollten. Das BMG beanstandete diese Entscheidung, da die Auslegung des Potenzial-Begriffs nicht überspannt werden dürfe (vgl. Orlowski, 2018, S. 2). Die Folgen für einen nicht belegten ZN bei Arzneimitteln sind im Vergleich zu der Situation bei Medizinprodukten unkritisch. Kann ein ZN bei Arzneimitteln nicht belegt werden, darf der Erstattungsbetrag nicht höher als die Kosten der wirtschaftlichsten Vergleichstherapie sein. Hersteller von Medizinprodukten hingegen müssen mit einem Ausschluss ihrer Methode aus der Erstattung rechnen, falls weder Nutzen noch Potenzial gesehen werden. Dies ist ein Grund, warum Willhöft (2018, S. 175 f.) auch für Medizinprodukte die Gefahr einer innovationshemmenden Wirkung sieht. Ein internationaler Vergleich zeigt, dass der G-BA in seinen Entscheidungen generell strenger ist als z.B. das NICE in England (vgl. Fischer *et al.*, 2016, S. 1115). Die Studie von Haucap *et al.* (2016, S. 62 ff.) im Auftrag der Stiftung Münch bestätigt, dass Entscheidungen des G-BA nicht immer sachgerecht im Sinne des Gemeinwohls gefällt und dadurch nutzenstiftende Innovationen vorenthalten werden.

Die unzureichende Studienlage und die hohen Anforderungen sind nur ein Grund, warum sich die Nutzenbewertung von Medizinprodukten nach § 137h SGB V bislang nicht etablieren konnte. Sowohl GKV als auch die Industrie sind sich einig, dass eine Nutzenbewertung bei Medizinprodukten wichtig ist. Der Ansatz, eine Entscheidung über den Nutzen einer NUB auf Basis einer Bewertung durch das IQWiG und unter Einbeziehung verschiedener Stakeholder zu treffen, orientiert sich stark an der frühen Nutzenbewertung und ist grundlegend positiv zu bewerten. Die Aufgreifkriterien für den Beginn der Nutzenbewertung sind jedoch zu komplex. Die geringe Anzahl an durchgeführten Bewertungsverfahren zeigt, dass die bisherigen Regelungen zu kurz greifen. Das liegt zum einen daran, dass die Definition einer zu bewertenden Methode zu engmaschig ist. Denn die Methode, deren Anwendung auf einem Hochrisiko-Medizinprodukte basiert, muss gänzlich neu und besonders invasiv sein sowie im Krankenhaus relevante Mehrkosten verursachen. Zum anderen sind keine Sanktionen vorgesehen, falls ein Krankenhaus die erforderlichen Daten nicht dem G-BA übermittelt und so eine aufwendige Nutzenbewertung umgeht (vgl. Sauerland und Windeler, 2018, S. 126 ff.).

Die Untersuchung von Ex *et al.* (2016, S. 74 ff.) zeigt außerdem, dass es nicht ausreicht, nur Hochrisiko-Medizinprodukte zu bewerten, für die ein NUB-Antrag gestellt wird. Medizintechnikhersteller können ihre Preise senken, sodass das neue Medizinprodukt mit der bestehenden DRG ausreichend vergütet wird. Die derzeitige Regelung sorgt dafür, dass günstige Methoden weiterhin ungeprüft in die Versorgung gelangen. In einem Interview sagt Weißer von der *Assessment in Medicine* (AiM) GmbH jedoch, dass er nicht glaube, dass Unternehmen die Preise senken können, da die Medizintechnikbranche von kleinen und mittelständischen Unternehmen geprägt sei und diese keine derartigen Möglichkeiten hätten (vgl. Dabrowski, 2017, S. 5). Der Vorwurf des GKV-SV, Krankenhäuser würden für zu bewertende Medizinprodukte NUB-Entgelte beantragen ohne Informationen an den G-BA weiterzuleiten, würde erklären, warum in den letzten Jahren keine Nutzenbewertungen durchgeführt wurden und zeigen, dass die Bindung der Nutzenbewertung an den Preis nicht zielführend sei.

Außerdem sollten die Verantwortlichkeiten im Rahmen der Nutzenbewertung diskutiert werden. Im Bereich der Arzneimittel kontrolliert der pU die Einführung von Innovationen und profitiert finanziell davon. Bei Medizinprodukten entscheiden Krankenhäuser über den Einsatz von Innovationen, während Hersteller durch den Verkauf profitieren (vgl. Windeler *et al.*, 2011, S. 160). Die DKG (2014, S. 33 ff.) erklärt, dass die Übertragung der Pflicht des Nutzennachweises von Medizinprodukten auf die Krankenhäuser unzulässig sei. Der Gesetzgeber verkennt ihrer Meinung nach, dass die wesentlichen wirtschaftlichen Interessen bei den Herstellern liegen und nur diese vollständige Daten zu durchgeführten klinischen Studien der Medizinprodukte garantieren können (vgl. DKG, 2019, S. 26 f.). Auch Willhöft (2018, S. 176) ist der Meinung, dass Hersteller aufgrund der Sachnähe und der wirtschaftlichen Interessen in die Pflicht genommen werden müssen. Die Einführung des § 137h SGB V bedeutet primär für die Krankenhäuser Mehraufwendungen. Neben dem NUB-Antrag müssen sie sich durch den G-BA zu einer Nutzenbewertung beraten lassen, Informationen zusammenstellen, sich regelmäßig über Veröffentlichungen des G-BA informieren sowie den engen Austausch mit dem Hersteller gewährleisten. Dieser hohe Aufwand, der mit zusätzlichen Personalressourcen einhergeht und zum Ausschluss einer Methode führen kann, steht in keinem Verhältnis zu dem geringen Nutzen, ein NUB-Entgelt zu verhandeln, zumal dies laut GKV-SV auch ohne Nutzenbewertung möglich ist (vgl. Ex et al., 2016, S. 89 f.).

Die geringe Anzahl und die Ergebnisse der Nutzenbewertung von Medizinprodukten bestätigen Sauerlands und Windelers (2011, S. 160 f.) Befürchtung, dass Krankhäuser mit der Erstellung eines aussagekräftigen Dossiers überfordert sind. Die deutsche Gesellschaft für Ultraschall in der Medizin (DEGUM) sieht die Erwartungen an die Krankenhäuser als zu hoch an. Es sei unvorstellbar und unzumutbar, dass Krankenhäuser sich für Stellungnahmeverfahren regelmäßig einen Überblick über mögliche Veröffentlichungen des G-BA verschaffen und Informationen ergänzen (vgl. G-BA, 2017c, S. 28). Zwar sollten Krankenhäuser und Hersteller die Möglichkeit haben, sich an dem Prozess zu beteiligen, jedoch kann die Entscheidung über den Ausschluss einer Methode nicht allein von ihnen abhängig gemacht werden. Vielmehr sollte der G-BA seiner Pflicht nachkommen und eigene Recherchen vornehmen (vgl. Orlowski, 2018, S. 2). Der GKV-SV (2018c, o.S.) ist hingegen der Meinung, dass der G-BA richtig gehandelt hat. Ein weiteres Suchverfahren dauert drei Jahre, was zu lange wäre, um eine Methode ohne belastbare Nutzenbelege zu erbringen und vergüten. Solange keine wissenschaftlichen Daten vorliegen, können Ärzte und Krankenhäuser ihrer Pflicht, sich über Chancen und Risiken der angebotenen Behandlungsmethode zu informieren, nicht nachkommen. Dieses Argument ist grundlegend richtig, jedoch ist die Folge eines Ausschlusses, dass die Methode selbst im Rahmen von Erprobungsstudien nicht erbracht werden darf. Dadurch würde verhindert werden, dass weitere Evidenz generiert werden kann, was es Innovationen wiederum erschwert in die Versorgung zu gelangen. Der Ausschluss einer Methode bedeutet für den Hersteller einen geringeren Absatz. Für das Krankenhaus kann es, wenn es sich um eine teure Anschaffung, z.B. ein Röntgengerät handelt, hohe finanzielle Verluste bedeuten. Dies kommt der Situation gleich, dass Ärzten das Gehalt gekürzt wird, weil ein Arzneimittel schädlich oder unwirksam ist. In der Pharma-Branche wird jedoch der Hersteller bereits bei der Zulassung in die Verantwortung genommen, die Wirksamkeit seines Arzneimittels zu beweisen und bei der Nutzenbewertung mit einem geringeren Preis bestraft, falls kein ZN erkennbar ist. Vor diesem Hintergrund wäre für Medizinprodukte eine Nutzenbewertung nach dem Konformitätsbewertungsverfahren und vor der Kaufentscheidung durch ein Krankenhaus denkbar, sodass nicht das Krankenhaus, sondern der Hersteller durch eine ausbleibende Vergütung bestraft wird (vgl. GKV-SV, 2018b, o.S.).

Auch die Durchführung von Erprobungsstudien zur zusätzlichen Evidenzgewinnung wurde bislang nicht angenommen. Dies liegt zum einen an der fehlenden Kostenübernahmebereitschaft der Hersteller und zum anderen daran, dass eine Methode auch ohne Studienteilnahme erbracht werden darf. Der GKV-SV (2019c, o.S.) ist sich sicher, dass die Einführung einer bedingten Erstattung das Problem lösen würde. Dadurch würden Krankenversicherungen die Behandlungskosten ausschließlich dann übernehmen, wenn die Methode im Rahmen einer Studie erbracht wird. Dieses Konzept hat sich u.a. in den Niederlanden bewährt. Der Gesetzgeber musste feststellen, dass es erheblichen Nachbesserungsbedarf bei der Bewertung von Medizinprodukten gibt (vgl. Deutscher Bundestag, 2018b, S. 132). Die Änderungen durch das TSVG führen dazu, dass die Potenzialfeststellung entfällt und das Verfahren zur Erprobung einer Behandlungsmethode vereinfacht wird. Der Hersteller kann dann Erprobungsstudien bei eigener Kostenübernahme selbst in Auftrag geben. Erprobungsverfahren, die der G-BA beauftragt, müssen vorerst von ihm gezahlt werden. Der Hersteller wird erst nach Abschluss der Studie und bei Einführung der Methode in die vertragsärztliche Versorgung zu einer Kostenübernahme verpflichtet (vgl. BVMed, 2019, o.S.). Der GKV-SV (2018d, o.S.) sieht in dieser Entwicklung zwei Probleme. Zum einen werden Forschungskosten zunächst auf die Beitragszahler verlagert und zum anderen wird der Marktzugang aufgrund geringer Evidenzanforderungen für risikoreiche Produkte weiter beschleunigt. Die Kassenärztliche Bundesvereinigung (KBV) trägt diese Änderung mit, fordert aber eine Konkretisierung zur Ausgestaltung der Kostenbeteiligung (vgl. KBV, 2018, S. 36). Eine erste Besserung ist durch die Änderung des § 137h SGB V zu erwarten, da Krankenhäuser die Informationsübermittlung an den G-BA zukünftig nicht mehr nur im Benehmen mit dem Hersteller, sondern im Einvernehmen stattfindet. Dennoch stellt die DKG die Konzeption der Regelung des § 137h SGB V generell infrage und plädiert für eine Nutzenbewertung auf europäischer Ebene (vgl. DKG, 2019, S. 28).

Anfang des Jahres 2018 wurde der Entwurf einer einheitlichen europäischen Nutzenbewertung sowohl für Medizinprodukte als auch für Arzneimittel von der Europäischen Kommission vorgelegt. Dieser Vorschlag stieß zuerst auf Kritik, da insbesondere eine Absenkung der hohen Qualitäts- und Versorgungssituation in Deutschland befürchtet wurden. Im Oktober nahm die Europäische Kommission den Entwurf jedoch mit einigen Änderungen an. In Zukunft sollen HTA-Experten aus den verschiedenen Mitgliedsstaaten gemeinsam die Bewertung von Gesundheitstechnologien vornehmen. Dadurch gelangen innovative Produkte schneller in den Markt und die Kosten für unterschiedliche nationale HTA-Verfahren sowie Doppelarbeiten durch die HTA-Organisationen werden vermieden (vgl. Ärzteblatt, 2018b, o.S.). Bei neuen Medizinprodukten soll eine Bewertung ausschließlich für die Risikoklassen IIb und III erfolgen (vgl. Europäische Kommission, 2019d, o.S.). Dies stellt eine Erweiterung zu der aktuellen Regelung des § 137h SGB V dar, welcher zusätzlich weitere Einschränkungen vorsieht (siehe Kapitel 3.1.2). Sauerland und Windeler (2018, S. 132) sehen in dieser Entwicklung die Chance die Nutzenbewertung neuer Medizinprodukte in Deutschland zu erweitern.

7 Fazit

Die Untersuchungen dieser Arbeit haben gezeigt, dass beide HTA-Verfahren trotz unterschiedlicher Ausgestaltung Probleme aufweisen. Dennoch konnte sich die frühe Nutzenbewertung bei Arzneimitteln im Gegensatz zu der Methodenbewertung von Medizinprodukten im deutschen Gesundheitssystem fest etablieren. Die Bewertung von Medizinprodukten weist erhebliche Defizite auf, weshalb einige Aspekte der Regulierungen hinterfragt werden sollten.

Die Nutzenbewertung von Medizinprodukten orientiert sich hinsichtlich der Abläufe und der beteiligten Akteure stark an der frühen Nutzenbewertung von Arzneimitteln. Wesentliche Unterschiede liegen bei bevorzugten Evidenz, den zu bewertenden Produkten, der Verantwortung des Herstellers sowie dem Aufgreifkriterium für die Nutzenbewertung. Generell sind die Vorgaben zur Nutzenbewertung von Arzneimitteln weitaus detaillierter als die der Bewertung von Medizinprodukten.

Die geringen Anforderungen an den Marktzugang von Medizinprodukten wirken sich auf die Nutzenbewertung aus. Während bei Arzneimitteln bereits für die Zulassung aufwendige Studien gefordert werden, ist dies bei Medizinprodukten eher die Ausnahme. Hinzu kommt, dass Studiendaten zu Medizinprodukten im Vergleich zu Arzneimitteln seltener veröffentlicht werden. Folglich ist es insbesondere für Krankenhäuser schwirig Studiendaten beim G-BA einzureichen, die einen Nutzen belegen. Dies belegen die Ergebnisse zu der Verfahrensauswertung, die Unterschiede bei der Anzahl und Qualität der eingereichten Studien aufzeigen.

Sowohl für Medizinprodukte-Hersteller als auch für Krankenhäuser bestehen geringe Anreize, aber hohe Risiken eine Bewertung zu initiieren. Zwar müssen Krankenkassen bei belegtem Nutzen einem NUB-Entgelt zustimmen, kann jedoch kein Potenzial nachgewiesen werden, folgt der Ausschluss der Methode aus der Erstattungsfähigkeit. Für Hersteller bedeutet das geringere Umsatzzahlen, für Krankenhäuser im schlimmsten Fall hohe Verluste für die Anschaffung eines innovativen Großgerätes. Im Vergleich zum Arzneimittelmarkt, wo ein nicht belegter Nutzen mit einem geringen Erstattungsbetrag bestraft wird, sind die Folgen bei Medizinprodukten verheerend.

Da Krankenhäusern sowie Herstellern beim Unterlassen der Informationsübermittlung keine Sanktionen drohen und die Anzahl der Bewertungen rückläufig ist, liegt die Vermutung nahe, dass die Nutzenbewertung in den letzten Jahren bewusst umgangen wurde. Vor diesem Hintergrund sollte das Aufgreifkriterium, die

NUB-Anfrage, bei der Nutzenbewertung von Medizinprodukten hinterfragt werden. Zum einen werden günstige Medizinprodukte mit hohem Risiko nicht bewertet, zum anderen können Hersteller den Preis ihrer Produkte senken, sodass kein NUB-Entgelt angefragt werden muss. Zudem ist fraglich, ob das Übertragen der Verantwortung zur Initiierung der Nutzenbewertung auf die Krankenhäuser gerechtfertigt ist, da Hersteller ein höheres wirtschaftliches Interesse und einen besseren Zugang zu klinischen Studien haben. Auch im Arzneimittelsektor ist allein der Hersteller für die Nutzenbewertung verantwortlich.

Durch die Einführung der MDR werden zukünftig Verbesserungen hinsichtlich der Transparenz und Evidenz von Informationen zu Medizinprodukten erwartet. Die Öffnung der Datenbank EUDAMED kann Krankenhäusern die Zusammenstellung von Daten zur Informationsübermittlung erleichtern. Positiv zu bewerten ist auch, dass Hersteller durch die Änderungen des § 137h SGB V mehr in die Nutzenbewertung einbezogen werden. Die europäische Nutzenbewertung bietet die Chance, Defizite der vergangenen Regulierungen zu ergänzen und so die Nutzenbewertung von Medizinprodukten in Deutschland zu verbessern. Eine staatliche Zulassung ähnlich der von Arzneimitteln ist jedoch nicht vorgesehen, wodurch Benannte Stellen sich wahrscheinlich weiterhin dem Vorwurf wirtschaftliche Interessen zu verfolgen, aussetzen müssen. Die Medizintechnik-Unternehmen befürchten eine Einschränkung der Patientenversorgung durch personelle Engpässe bei den Benannten Stellen sowie durch die erhöhten Anforderungen. Es bleibt fraglich, ob die Einführung einer staatlichen Behörde für Medizinprodukte, ähnlich der EMA, nicht einen weniger komplexen und kompetenteren Marktzugang ermöglicht hätte.

Zusammenfassend lässt sich sagen, dass der Handlungsbedarf im Medizinproduktemarkt erkannt wurde. Voraussichtlich werden die gesetzlichen Neuregelungen die Studienlage zu Medizinprodukten wesentlich verbessern, sodass validere Aussagen zum Nutzen von Medizinprodukten getroffen werden können. Besonders im Bereich der klinischen Studien besteht erheblicher Forschungsbedarf. Auch wird sich zeigen, ob das privatwirtschaftliche Systeme der staatlichen Zulassung nicht unterlegen ist. Die größte Herausforderung wird es sein, die Anreize für die Nutzenbewertung von Medizinprodukten zu steigern, sodass das Verfahren ähnliche Akzeptanz wie das der Arzneimittel erfährt. Die Einführung einer europäische Nutzenbewertung könnte einen erheblichen Teil dazu beitragen.

Literaturverzeichnis

Ärzteblatt (2018a): IQWiG sieht Optimierungsbedarf bei Regulierung von Medizinprodukten. [online] 4. Oktober 2018. Verfügbar unter: https://www.aerzteblatt.de/nachrichten/98283/IQWiG-sieht-Optimierungsbedarf-bei-Regulierung-von-Medizinprodukten [Zugriff am: 06.12.2018].

Ärzteblatt (2018b): EU-Parlament unterstützt einheitliche Nutzenbewertung von Arzneimitteln. [online] 5. Oktober 2018. Verfügbar unter: https://www.aerzteblatt.de/nachrichten/98302/EU-Parlament-unterstuetzt-einheitliche-Nutzenbewertung-von-Arzneimitteln [Zugriff am: 10.06.2019].

AdvaMed – Advanced Medical Technology Association (2019): About AdvaMed. [online] verfügbar unter: https://www.advamed.org/about-advamed [Zugriff am: 03.06.2019].

AMG (2019): Gesetz über den Verkehr mit Arzneimitteln, Arzneimittelgesetz, vom 24.08.1976, Neugefasst durch Bek. v. 12.12.2005 I 3394; zuletzt geändert durch Art. 1 V v. 17.4.2019 I 537.

AM-NutzenV (2017): Verordnung über die Nutzenbewertung von Arzneimitteln nach §35a Absatz 1 SGB V für Erstattungsvereinbarungen nach §130b SGB V, Arzneimittel-Nutzenbewertungsverordnung, vom 28.12.2010, zuletzt geändert durch Art. 3 G v. 4.5.2017 I 1050.

Becker, K. und Norgall, T. (2011): Einleitung - Medizinprodukteentwicklung und regulatorisches Umfeld. In: R. Mildner, Hrsg. 2011. *Regulatorische Anforderungen an Medizinprodukte, Einführung und Handlungshilfen, von klinischer Bewertung bis HTA*. 1. Auflage. Berlin: Medizinisch Wissenschaftliche Verlagsgesellschaft mbH & Co. KG. S. 3-17.

Berkemeier, F. und Höer, A. (2016): AMNOG-Reporting. In: B. Häussler, A. Höer und C. de Millas, Hrsg. 2016. *Arzneimittel-Atlas 2016. Der Arzneimittelverbrauch in der GKV*. Berlin, Heidelberg: Medizinisch Wissenschaftliche Verlagsgesellschaft. S. 89-117.

Beinlich, P., Müller-Berghaus, J., Sudhop, T., Vieths, S. und Broich, K. (2015): Zusammenspiel zwischen Zulassung und Nutzenbewertung von Arzneimitteln. In: *Bundesgesundheitsblatt Gesundheitsforschung Gesundheitsschutz*, 58(3), S. 227-231.

Biermann, V. und Schöffski O. (2018): Market Access. Innovative Arzneimittel im Spannungsfeld zwischen Zusatznutzen und Erstattung. In: M.A. Pfannstiel, R. Jaeckel, und P. Da-Cruz, Hrsg. 2018. *Innovative Gesundheitsversorgung und Market Access, Beiträge für Entscheider und Akteure.* 1. Auflage. Wiesbaden: Springer Gabler. S. 76- 111.

BfArM - Bundesinstitut für Arzneimittel und Medizinprodukte (2019): Zulassungsverfahren. [online] verfügbar unter: https://www.bfarm.de/DE/Arzneimittel/Arzneimittelzulassung/Zulassungsverfahren/_node.html [Zugriff am: 24.03.2019].

Bohnet-Joschko, S., Zippel, C. und Krummenauer, F. (2018): Sichtbarwerdung klinischer Studien von und mit Medizinprodukten: Entwicklung im Spiegel des Deutschen Registers für Klinische Studien. In: M.A. Pfannstiel, R. Jaeckel, und P. Da-Cruz, Hrsg. 2018. *Innovative Gesundheitsversorgung und Market Access, Beiträge für Entscheider und Akteure.* 1. Auflage. Wiesbaden: Springer Gabler. S. 145-163.

Broich, K., Löbker, W., Schulte, A., Beinlich, P. und Müller, T. (2016): Anforderungen an Zulassung und Zusatznutzenbewertung von Arzneimitteln, Regulatorische Aspekte und Erfahrungen. In: *Der Nervenarzt,* 87(4), S. 376-385.

BR24 (2018): Medizinprodukte: Gefährliches Geschäft mit der Gesundheit. [online] verfügbar unter: https://www.br.de/nachrichten/wissen/medizinprodukte-gefaehrliches-geschaeft-mit-der-gesundheit,RAQxUJg [Zugriff am: 04.06.2019].

BVMed - Bundesverband Medizintechnologie (2014a): Abgrenzung - Unterschiede zu Arzneimitteln. [online] verfügbar unter: https://www.bvmed.de/de/recht/was-sind-medizinprodukte/unterschiede-zu-arzneimitteln [Zugriff am: 16.12.2018].

BVMed - Bundesverband Medizintechnologie (2014b): 5-Punkte-Plan zur Nutzenbewertung von Medizintechnologien. [pdf] verfügbar unter: https://www.bvmed.de/download/nutzenbewertung-bvmed-5-punkte-diskussionspapier-0914.pdf [Zugriff am: 01.06.2019].

BVMed - Bundesverband Medizintechnologie (2015): Klassifizierung, Medizinprodukt-Klassifizierung. [online] verfügbar unter: https://www.bvmed.de/de/recht/was-sind-medizinprodukte/medizinprodukte-klassifizierung1 [Zugriff am: 16.12.2018].

BVMed - Bundesverband Medizintechnologie (2016): Definition Medizinprodukte. [online] verfügbar unter: https://www.bvmed.de/de/recht/was-sind-medizinprodukte/definition-medizinprodukte [Zugriff am: 16.12.2018].

BVMed – Bundesverband Medizintechnologie (2018): Einführung in die neue europäische Medizinprodukte-Verordnung (MDR). [online] verfügbar unter: https://www.bvmed.de/de/bvmed/publikationen/medizinprodukte-inforeihe/eu-medizinprodukte-verordnung/eu-mdr-einfuehrung [Zugriff am: 27.05.2019].

BVMed – Bundesverband Medizintechnologie (2019): Branchenbericht Medizintechnologie 2019. Stand: 9. Mai 2019. Berlin: Bundesverband Medizintechnologie.

Cassel, D. und Ulrich, V. (2015): AMNOG auf dem ökonomischen Prüfstand. Funktionsweise, Ergebnisse und Reformbedarf der Preisregulierung für neue Arzneimittel in Deutschland. Baden-Baden: Gesundheitsökonomische Beiträge, Band 56.

Cassel, D. und Ulrich, V. (2017): AMNOG-Check 2017. Gesundheitsökonomische Analysen der Versorgung mit Arzneimittel-Innovationen. Schwerpunktthema: Gefährdungsmomente der GKV-Versorgung bei AMNOG-Präparaten. Baden-Baden: Gesundheitsökonomische Beiträge, Band 58.

Cassel, D. und Ulrich, V. (2018): AMNOG-Daten 2018. Funktionsweise und Ergebnisse der Preisregulierung für neue Arzneimittel in Deutschland. Berlin: Bundesverband der Pharmazeutischen Industrie e.V.

Cohen, D. (2012): How a fake hip showed up failings in European device regulation. British Medical Journal, [e-journal] 345: e7090. https://doi.org/10.1136/bmj.e7090.

Dabrowski, J. (2017): Neuer § 137h SGB V im Erstattungssystem. Was erwartet Medizinproduktehersteller nun. [online] verfügbar unter: https://www.gesundheitsindustrie-bw.de/de/fachbeitrag/aktuell/neuer-137h-sgb-v-im-erstattungssystem-was-erwartet-medizinprodukte-hersteller-nun/ [Zugriff am: 04.06.2019].

DAK – Gesundheit (2019): AMNOG-Report 2019: 100.000 Euro und mehr für neue Medikamente. [online] verfügbar unter: https://www.presseportal.de/pm/50313/4276188 [Zugriff am: 04.06.2019].

Davis, S., Gilbertson, E. und Goodall, S. (2011): EU Medical Device Approval Safety Assessment. A comparative analysis of medical device recalls 2005-2009. [online] verfügbar unter: https://docplayer.net/36009672-Eu-medical-device-approval-safety-assessment.html [Zugriff am: 02.06.2019].

Deutscher Bundestag (2015): Gesetzentwurf der Bundesregierung, Entwurf eines Gesetzes zur Stärkung der Versorgung in der gesetzlichen Krankenversicherung (GKV-Versorgungsstärkungsgesetz – GKV-VSG). Berlin. Bundesdrucksache 18/4095.

Deutscher Bundestag (2018a): Antwort der Bundesregierung auf die Kleine Anfrage der Abgeordneten Sylvia Gabelmann, Susanne Ferschl, Matthias W. Birkwald, weiterer Abgeordneter und der Fraktion DIE LINKE. Berlin. Drucksache 19/5927.

Deutscher Bundestag (2018b): Gesetzentwurf der Bundesregierung. Entwurf eines Gesetzes für schnellere Termine und bessere Versorgung (Terminservice- und Versorgungsgesetz – TSVG). Berlin. Drucksache 19/6337.

Dierks, C. (2019): Neue Herausforderungen für die Frühe Nutzenbewertung. In: A. Storm, Hrsg. 2019. *AMNOG-Report 2019*. Heidelberg: medhochzwei Verlag. S. 200-211.

DKG – Deutsche Krankenhaus Gesellschaft (2014): Stellungnahme der Deutschen Krankenhausgesellschaft zum Referentenentwurf eines Gesetzes zur Stärkung der Versorgung in der gesetzlichen Krankenversicherung (GKV-Versorgungsstärkungsgesetz – GKV–VSG). [pdf] verfügbar unter: https://www.bundesgesundheitsministerium.de/fileadmin/Dateien/3_Downloads/Gesetze_und_Verordnungen/Stellungnahmen_WP18/GKV-VSG_NEU/DKG.pdf [Zugriff am: 11.06.2019].

DKG – Deutsche Krankenhaus Gesellschaft (2019): Stellungnahme der Deutschen Krankenhausgesellschaft zum Gesetzentwurf der Bundesregierung für ein Gesetz für schnellere Termine und bessere Versorgung (Terminservice- und Versorgungsgesetz – TSVG) sowie zum Änderungsantrag der Koalitionsfraktionen zur Heilmittelversorgung. [pdf] verfügbar unter: https://www.dkgev.de/fileadmin/default/Mediapool/1_DKG/1.3_Politik/Stellungnahmen/2019-01-10_DKG-Stellungnahme_Gesetzentwurf_TSVG.pdf [Zugriff am: 11.06.2019].

Downing, N.S., Aminawung, J.A., Shah, N.D., Krumholz, H.M. und Ross, J.S. (2014): Clinical Trial Evidence Supporting FDA Approval of Novel Therapeutic Agents 2005-2012. *JAMA*, [e-journal] 311(4). S. 368-377. 10.1001/jama.2013.282034.

Eikermann, M., Gluud, C., Perleth, M., Wild, C., Sauerland, S., Gutierrez-Ibarluzea, I., Antoine, S.L., Demotes-Mainard, J. und Neugebauer, E. (2013): Commentary: Europe needs a central, transparent, and evidence based regulation process for devices. British Medical Journal, [e-journal] 346: f2771. https://doi.org/10.1136/bmj.f2771.

EUnetHTA – European Network for Health Technology Assessment (2019): Assessment FAQ. [online] verfügbar unter: https://www.eunethta.eu/services/submission-guidelines/submissions-faq/ [Zugriff am: 18.05.2019].

Europäische Kommission (2019a): Legislation. Bodies. 93/42/EEC Medical devices. [online] verfügbar unter: http://ec.europa.eu/growth/tools-databases/nando/index.cfm?fuseaction=directive.notifiedbody&dir_id=13 [Zugriff am: 09.03.2019].

Europäische Kommission (2019b): Legislation. Bodies. Regulation (EU) 2017/745 on medical devices. [online] verfügbar unter http://ec.europa.eu/growth/tools-databases/nando/index.cfm?fuseaction=directive.notifiedbody&dir_id=34 [Zugriff am: 27.05.2019].

Europäische Kommission (2019c): Regulatory framework. [online] verfügbar unter: https://ec.europa.eu/growth/sectors/medical-devices/regulatory-framework_en [Zugriff am: 07.06.2019].

Europäische Kommission (2019d): Bewertung von Gesundheitstechnologien. Legislative Entschließung des Europäischen Parlaments vom 14. Februar 2019 zu dem Vorschlag für eine Verordnung des Europäischen Parlaments und des Rates über die Bewertung von Gesundheitstechnologien und zur Änderung der Richtlinie 2011/24/EU. [online] verfügbar unter: http://www.europarl.europa.eu/doceo/document/TA-8-2019-0120_DE.html?redirect [Zugriff am: 10.06.2019].

Ex, P., Busse, R. und Henschke C. (2016): Die Nutzenbewertung von nichtmedikamentösen Untersuchungs- und Behandlungsmethoden. Welche Tragweite hat die Regelung nach § 137h SGB V. In: P. Ex, 2018. *Neue Untersuchungs- und Behandlungsmethoden im stationären Sektor. Der Einfluss von Erstattungsinstrumenten auf die Adoption und Diffusion neuer Gesundheitstechnologien.* Dissertation. Technische Universität Berlin. S. 74–90.

Fischer, K.E., Heisser, T. und Stargardt, T. (2016): Health benefit assessment of pharmaceuticals: An international comparison of decisions from Germany, England, Scotland and Australia. *Health Policy*, [e-journal] 120(10), S. 1115-1122. 10.1016/j.healthpol.2016.08.001.

Franz, D. und Wernke, A. (2018): Analysen von Vergütungsszenarien unterstützen den Marktzugang, Fallpauschalen, Zusatzentgelte und Innovationsfinanzierung. In: M.A. Pfannstiel, R. Jaeckel, und P. Da-Cruz, Hrsg. 2018. *Innovative Gesundheitsversorgung und Market Access, Beiträge für Entscheider und Akteure.* 1. Auflage. Wiesbaden: Springer Gabler. S. 181-199.

Fuchs, S., Olberg, B., Panteli D., Perleth, M. und Busse, R. (2017): HTA of medical devices: Challenges and ideas for the futurefrom a European perspective. *Health Policy*, [e-journal] 121(3), S. 215-229. 10.1016/j.healthpol.2016.08.010.

G-BA – Gemeinsamer Bundesausschuss (2014): Tragende Gründe zum Beschluss des Gemeinsamen Bundesausschusses des Gemeinsamen Bundesausschusses über die Einstellung der Nutzenbewertung von Bedaquilin im Verfahren nach § 35a SGB V. [pdf] verfügbar unter: https://www.gba.de/downloads/40-268-2920/2014-08-21_35a_Einstellung-Verfahren-Bedaquilin_D-112_TrG.pdf [Zugriff am: 13.05.2019].

G-BA – Gemeinsamer Bundesausschuss (2017a): Bewertung neuer Untersuchungs- und Behandlungsmethoden mit Medizinprodukten hoher Risikoklasse. [online] verfügbar unter: https://www.gba.de/themen/methodenbewertung/bewertung-erprobung/137h/ [Zugriff am: 04.02.2019].

G-BA – Gemeinsamer Bundesausschuss (2017b): Nutzenbewertung von Arzneimitteln gemäß § 35a SGB V. [online] verfügbar unter: https://www.g-ba.de/themen/arzneimittel/arzneimittel-richtlinie-anlagen/nutzenbewertung-35a/ [Zugriff am: 20.02.2019].

G-BA – Gemeinsamer Bundesausschuss (2017c): Bekanntmachung des Gemeinsamen Bundesausschusses (G-BA) 1. über die Aufnahme von Beratungen über Richtlinien zur Erprobung der Methoden ultraschallgesteuerter hoch-intensiver fokussierter Ultraschall bei Leiomyomen des Uterus und ultraschallgesteuerter hoch-intensiver fokussierter Ultraschall beim nicht chirurgisch behandelbaren hepatozellulären Karzinom sowie 2. zur Ermittlung a) der an der Beteiligung an einer Erprobung interessierten Medizinproduktehersteller und solcher Unternehmen, die in sonstiger Weise als Anbieter der in Nummer 1 genannten Methoden ein wirtschaftliches Interesse an einer Erbringung zu Lasten der Krankenkassen haben und b) der stellungnahmeberechtigten Medizinproduktehersteller zu Beratungen des G-BA über die Methoden ultraschallgesteuerter hoch-intensiver fokussierter Ultraschall bei diversen gut- und bösartigen Tumoren und gezielte Lungendenervierung durch Katheterablation bei chronisch obstruktiver Lungenerkrankung. [pdf] verfügbar unter: https://www.g-ba.de/downloads/39-261-2914/2017-04-13_Bekanntmachung-Einschaetzung-betroff-MP-Hrst_USgHIFU-Leiomyomen-Uterus_BAnz.pdf [Zugriff am: 15.05.2019].

G-BA – Gemeinsamer Bundesausschuss (2018a): Tragende Gründe zum Beschluss des Gemeinsamen Bundesausschusses über eine Änderung der Richtlinie Methoden Krankenhausbehandlung: Ultraschallgesteuerter hoch-intensiver fokussierter Ultraschall zur Behandlung von nicht chirurgisch behandelbaren bösartigen Neubildungen des Pankreas. [pdf] verfügbar unter: https://www.g-ba.de/downloads/40-268-4833/2018-02-15_KHMe-RL_USg-HIFU_Pankreas_TrG.pdf [Zugriff am: 05.05.2019].

G-BA – Gemeinsamer Bundesausschuss (2018b): Zusammenfassende Dokumentation Beratungsverfahren gemäß § 137c SGB V (Krankenhausbehandlung), Ultraschallgesteuerter hoch-intensiver fokussierter Ultraschall zur Behandlung von nicht chirurgisch behandelbaren bösartigen Neubildungen des Pankreas. [pdf] verfügbar unter: https://www.gba.de/downloads/40-268-4834/2018-02-15_KHMe-RL_USg-HIFU_Pankreas_ZD.pdf [Zugriff am: 15.05.2019].

G-BA – Gemeinsamer Bundesausschuss (2019a): Verfahren nach § 137h SGB V. [online] verfügbar unter: https://www.g-ba.de/bewertungsverfahren/verfahren-137h/ [Zugriff: 04.05.2019].

G-BA – Gemeinsamer Bundesausschuss (2019b): Verfahren nach § 35a SGB V. [online] verfügbar unter: https://www.g-ba.de/bewertungsverfahren/nutzenbewertung/ [Zugriff: 11.05.2019].

GKV-SV - Spitzenverband der Krankenkassen (2016): Arzneimittel Rahmenvereinbarung nach § 130b Abs. 9 SGB V zwischen dem GKV-Spitzenverband und dem Bundesverband der Arzneimittel-Hersteller e.V., dem Bundesverband der Pharmazeutischen Industrie e.V., dem Pro Generika e.V., dem Verband Forschender Arzneimittelhersteller e.V. [pdf] verfügbar unter: https://www.gkvspitzenverband.de/media/dokumente/krankenversicherung_1/arzneimittel/rahmenvertraege/pharmazeutische_unternehmer/Rahmenvereinbarung_130b_Abs9_SGB_V_2016.pdf [Zugriff am: 12.04.2019].

GKV-SV – Spitzenverband der Krankenkassen (2018a): Medizinprodukte hoher Risikoklasse im Krankenhaus. [online] verfügbar unter: https://www.gkv-90prozent.de/ausgabe/08/meldungen/08_hochrisikomedizinprodukte/08_hochrisikomedizinprodukte.html [Zugriff am: 29.05.2019].

GKV-SV – Spitzenverband der Krankenkassen (2018b): Sicherheit und Patientenwohl kommen bei Medizinprodukten zu kurz. [online] verfügbar unter: https://www.gkvspitzenverband.de/gkv_spitzenverband/presse/presse mitteilungen_und_statements/pressemitteilung_780544.jsp [Zugriff am: 04.06.2019].

GKV-SV – Spitzenverband der Krankenkassen (2018c): BMG blockiert G-BA-Beschluss für mehr Patientensicherheit. [online] verfügbar unter: https://www.gkv90prozent.de/ausgabe/09/meldung/09_medizinprodukte/09_medizinprodukte.html [Zugriff am: 06.06.2019].

GKV-SV – Spitzenverband der Krankenkassen (2018d): TSVG: Bundeskabinett verabschiedet Gesetzentwurf. [online] verfügbar unter: https://www.gkv90prozent.de/ausgabe/11/meldungen/11_tsvg/11_tsvg.html [Zugriff am: 06.06.2019].

GKV-SV – Spitzenverband der Krankenkassen (2019a): Übersicht zu den Verhandlungen der Erstattungsbeträge nach § 130b SGB V. [online] verfügbar unter: https://www.gkvspitzenverband.de/krankenversicherung/arzneimittel/verhandlungen_nach_amnog/ebv_130b/ebv_nach_130b.jsp [Zugriff am: 21.05.2019].

GKV-SV – Spitzenverband der Krankenkassen (2019b): Fokus: AMNOG-Verhandlungen. [online] verfügbar unter: https://www.gkv-spitzenverband.de/presse/themen/amnog_verhandlungen/s_thema_amnog_verhandlungen.jsp [Zugriff am: 28.05.2019].

GKV-SV – Spitzenverband der Krankenkassen (2019c): Fokus: Innovationen in der medizinischen Versorgung. [online] verfügbar unter: https://www.gkvspitzenverband.de/gkv_spitzenverband/presse/fokus/medizinprodukte_1/s_medizinprodukte.jsp [Zugriff am: 06.06.2019].

Greiner, W. (2012): Health Technology Assessment (HTA). In: O. Schöffski, J.M. Graf von der Schulenburg, Hrsg. 2012. *Gesundheitsökonomische Evaluationen.* Berlin, Heidelberg: Springer-Verlag. S. 457-479.

Greiner, W., Witte, J. und Gensorowsky, D. (2019): AMNOG-Report 2019. A. Storm, Hrsg. 2019. Heidelberg: medhochzwei Verlag.

Guggenbichler, M. und Harer, J. (2018): Behördenanforderungen und behördliche Inspektion. In: J. Harer, und C. Baumgartner, Hrsg. 2018. *Anforderungen an Medizinprodukte, Praxisleitfaden für Hersteller und Zulieferer.* 3. vollständig überarbeitete Auflage. München: Carl Hanser Verlag. S. 395-432.

Haucap, J., Coenen, M. und Loebert, I. (2016): Bestandsaufnahme zum Gemeinsamen Bundesausschuss. Eine Studie im Auftrag der Stiftung Münch, September 2016, München.

Hebborn, A. und Hoffmann-La, F. (2019): Alternative Erstattungsmodelle für regulatorisch priorisierte Arzneimittel. In: A. Storm, Hrsg. 2019. *AMNOG-Report 2019.* Heidelberg: medhochzwei Verlag. S. 184-200.

Henshall, C., Oortwijn, W., Stevens, A., Granados, A. und Banta, D. (1997): Priority setting for health technology assessment. Theoretical considerations and practical approaches. Priority setting Subgroup of the EUR-ASSESS Project. In: *International Journal of Technology Assessment in Health Care,* 13(2), S. 144-185.

Hoffmann, A. und Kersting, T. (2017): Hochrisikoprodukte. Evidenz als Schlüssel zum Erfolg. In: *Deutsche Zeitschrift für Klinische Forschung,* 4/2017, S. 13-16.

INAHTA - International Network of Agencies for Health Technology Assessment (2016): What is Health Technology Assessment (HTA)? [online] verfugbar unter: http://www.lnahta.org/ [Zugriff am: 07.04.2019].

IQWiG - Institut für Qualität und Wirtschaftlichkeit im Gesundheitswesen (2017a): Allgemeine Methoden: Version 5.0 vom 10.07.2017. Köln. IQWiG.

IQWiG - Institut für Qualität und Wirtschaftlichkeit im Gesundheitswesen (2017b): IQWiG-Berichte Nr. 569. Analyse klinischer Prüfungen von Medizinprodukten. Arbeitspapier. Auftrag GA14-05. Version 1. Köln. IQWiG.

IQWiG - Institut für Qualität und Wirtschaftlichkeit im Gesundheitswesen (2019): Wissenschaftlicher Austausch. [online] verfügbar unter: https://www.iqwig.de/de/ueber-uns/aufgaben-und-ziele/fachlicher-austausch.3015.html [Zugriff am: 19.04.2019].

Kaiser T., Vervölgyl V. und Wieseler B. (2015): Nutzenbewertung von Arzneimitteln. In: *Bundesgesundheitsblatt,* 58(3), S. 232-239.

Kaiser, T. und Haag, S. (2016): Der Weg eines Arzneimittels in die Versorgung. Studien - Zulassung - Nutzenbewertung. In: *Der Diabetologe*, 12(5), S. 366-370.

KBV – Kassenärztliche Bundesvereinigung (2018): Terminservice- und Versorgunggesetz. Stellungnahme der KBV zum Regierungsentwurf vom 26.September 2018. [pdf] verfügbar unter: https://www.kbv.de/media/sp/TSVG_Stellungnahme_KBV_Regierungsentwurf.pdf [Zugriff am: 05.06.2019].

KHEntgG (2019): Krankenhausentgeltgesetz vom 23. April 2002, zuletzt geändert durch Art. 14a G v. 6.5.2019 I 646.

Krüger-Brand, H.E. (2012): Nutzenbewertung ist machbar. In: *Deutsches Ärzteblatt*, 109(9), S. 406-407.

Land, B. (2018): Arzneimittel und Medizinprodukte. In: B. Land, Hrsg. 2018. *Das deutsche Gesundheitssystem, Struktur und Finanzierung.* Wissen für Pflege- und Therapieberufe. 1. Auflage. Stuttgart: Kohlhammer. S. 200-227.

Leitgeb, N. (2015): Medizinprodukt. In: N. Leitgeb, Hrsg. 2015. *Sicherheit von Medizingeräten, Recht Risiko Chancen.* 2. aktualisierte und erweiterte Auflage. Berlin, Heidelberg: Springer-Verlag. S. 1-49.

Lippert, H.D. (2017): Der Verkehr mit Medizinprodukten und In-vitro-Diagnostika in Deutschland nach den Verordnungen der EU. In: *Medizinrecht*, 35(8), S. 614-623.

MeMBV (2015): Verordnung über die Voraussetzungen für die Bewertung neuer Untersuchungs- und Behandlungsmethoden mit Medizinprodukten hoher Risikoklasse nach § 137h des Fünften Buches Sozialgesetzbuch, Medizinproduktemethodenbewertungsverordnung, vom 15. Dezember 2015 (BGBl. I S. 2340).

Mühlbacher, A.C. und Juhnke, C. (2018): Nutzenbewertung für Untersuchungs- und Behandlungsmethoden mit Medizinprodukten hoher Klassen. Die Abwägung von Patientennutzen, Evidenz und Zugang. In: *Das Gesundheitswesen*, 80(2), S. 80-87.

Müllner, P. und Guggenbichler, M. (2018): Rechtliches Umfeld und Zulassungsanforderungen. In: J. Harer, und C. Baumgartner, Hrsg. 2018. *Anforderungen an Medizinprodukte, Praxisleitfaden für Hersteller und Zulieferer.* 3. vollständig überarbeitete Auflage. München: Carl Hanser Verlag. S. 53-99.

MPG (2017): Gesetz über Medizinprodukte, Medizinproduktegesetz, vom 02.08.1994, Neugefasst durch Bek. v. 7.8.2002 I 3146; zuletzt geändert durch Art. 7 G v. 18.7.2017 I 2757.

Naci H., Smalley K.R. und Kesselheim A.S. (2017): Characteristics of Preapproval and Postapproval Studies for Drugs Granted Accelerated Approval by the US Food and Drug Administration. *JAMA,* [e-journal] 318(7), S. 626-636. 10.1001/jama.2017.9415.

Olberg, B., Fuchs, S., Panteli, D., Perleth, M. und Busse, R. (2017): Scientific Evidence in Health Technology Assessment Reports: An In-Depth Analysis of European Assessments on High-Risk Medical Devices. *Value in Health,* [e-journal] 20(10), S. 1420-1426. https://doi.org/10.1016/j.jval.2017.05.011.

Orlowski, U. (2018): Prüfung gemäß § 94 SGB V durch das BMG [pdf] verfügbar unter: https://www.g-ba.de/downloads/40-268-4962/2018-02-15_KHMe-RL_USg-HIFU_Endometriose_BMG.pdf [Zugriff am: 30.04.2019].

Perleth, M. und Busse, R. (2004): Health Technology Assessment (HTA). Teil und Methode der Versorgungsforschung. In: *Gesundheitsökonomie und Qualitätsmanagement,* 9(3), S. 172-176.

Pharma-Fakten (2018): AMNOG-Daten 2018: Ökonomen mahnen Reformen an. [online] 15. Oktober 2018. Verfügbar unter: https://www.pharma-fakten.de/news/details/681-amnog-daten-2018-oekonomen-mahnen-reformen-an/ [Zugriff am: 29.05.2019].

Rat der Europäischen Union (2016): Schlussfolgerungen des Rates zur Verstärkung der Ausgewogenheit der Arzneimittelsysteme in der EU und ihren Mitgliedstaaten. Pressemitteilung 350/16 vom 17.06.2016. [online] verfügbar unter: https://www.consilium.europa.eu/de/press/press-releases/2016/06/17/epsco-conclusions-balance-pharmaceutical-system/ [Zugriff am: 30.05.2019].

Rebscher, H. (2014): Beschaffungsmärkte für Medizinprodukte unter DRG-Bedingungen, Ökonomie und Qualität. In: P. Schwegel, P. Da-Cruz, U. Hemel und P. Oberender, Hrsg. 2014. *Medizinprodukte Management, Schriften zum Gesundheitsmanagement.* Bayreuth: Bayreuther Verlag P.C.O. Band 13. S. 36-50.

Reinhardt, P. (2019): Matern Consulting. Chirurg und Berater rät zu positivem Blick auf die MDR. *DeviceMed,* [online] 7. Juni 2019. Verfügbar unter: https://www.devicemed.de/chirurg-und-berater-raet-zu-positivem-blick-auf-die-mdr-a-835548/ [Zugriff am: 10.06.2019].

Rosery, H. und Weißer, M. (2015): Erstattung von Medizinprodukten in Deutschland. Marktzugang vor dem Hintergrund des Gesundheits- und Zertifizierungssystems. Broschüre. Berlin: Germany Trade and Invest.

Sauerland, S. (2017): Medizinprodukte zwischen schneller Innovation und fraglichem Nutzen. In: *G+G Wissenschaft,* 17(4), S. 25-30.

Sauerland, S. und Windeler J. (2018): Medizinprodukte-Regulierung. Alles im grünen Bereich nach Medical Device Regulation und Einführung der regelhaften Nutzenbewertung? In: U. Repschläger, C. Schulte und N. Osterkamp, Hrsg. 2018. *Barmer Gesundheitswesen Aktuell 2018, Beiträge und Analysen.* Köln: BARMER. S. 120-135.

Schmidt, K. und Pütz, C. (2019): Lebensqualitätsmessung in der frühen Nutzenbewertung. Zwischen Theorie und Praxis. In: A. Storm, Hrsg. 2019. *AMNOG-Report 2019.* Heidelberg: medhochzwei Verlag. S. 115-131.

Schulenburg, J.-M. (2007): HTA bei Medizinprodukten. Gottfried Wilhelm-Leibniz-Universität Hannover, 2007. [online] verfügbar unter: https://www.researchgate.net/publication/268326915_HTA_bei_Medizinprodukten [Zugriff am: 23.04.2019].

Schulenburg, J.-M., Mittendorf, T., Kulp, W. und Greiner, W. (2009): Health Technology Assessment (HTA) im Bereich der Medizinprodukte. Gleiches Spiel mit gleichen Regeln? In: *Gesundheitsökonomie und Qualitätsmanagement,* 14(3), S. 144-155.

Seidel, D., Braß, P., Sehnke, N., Jakob, V., Eglmeier, W., Neugebauer, E.A.M. (2014): Nutzenbewertung von Medizinprodukten in der chirurgischen Praxis. Probleme und Lösungsmöglichkeiten. In: *Der Chirurg,* 85(5), S. 407-415.

SGB V (2019): Sozialgesetzbuch, Fünftes Buch, Gesetzliche Krankversicherung vom 20.12.1988, zuletzt geändert durch Art. 3 G v. 22.3.2019 I 350.

Sorenson, C., Drummond, M. und Kanavos, P. (2008): Ensuring value for money in health care. The role of health technology assessment in the European Union. Bodmin, Cornwall: MPG Books.

Stackelberg, J.M., Haas, A., Tebinka-Olbrich, A., Zentner, A., Ermisch, M., Schubert, A. und Erdmann, D. (2018): Ergebnisse des AMNOG-Erstattungsbetragsverfahrens. In: U. Schwabe, D. Paffrath, W.D. Ludwig und J. Klauber, Hrsg. *Arzneimittelverordnungs-Report 2018*. Berlin: Springer-Verlag. S. 217-239.

Statistisches Bundesamt (2017): Operationen und Prozeduren der vollstationären Patientinnen und Patienten in Krankenhäusern (Wohnort/Behandlungsort). Gliederungs-merkmale: Jahre, Region, Alter, Geschlecht. Berlin. [online] verfügbar unter: http://www.gbe-bund.de/oowa921-install/servlet/oowa/aw92/WS0100/ XWD_PROC? XWD_312/6/XWD_CUBE.DRILL/ XWD_340/D.390/43153 [Zugriff am: 07.06.2019].

Storz-Pfenning, P., Schmedders, M. und Dettloff, M. (2013): Trials are needed before new devices are used in routine practice in Europe. *British Medical Journal*, [e-journal] 18;346: f1646. 10.1136/bmj.f1646.

SVR – Sachverständigenrat zur Begutachtung der Entwicklung im Gesundheitswesen (2014): Gutachten 2014 des Sachverständigenrates zur Begutachtung der Entwicklung im Gesundheitswesen Bedarfsgerechte Versorgung. Perspektiven für ländliche Regionen und ausgewählte Leistungsbereiche. Kapitel 3.4.8 Patientensicherheit zuerst: Empfehlungen für eine zukünftige Erstattungsfähigkeit von Medizinprodukten im Rahmen der GKV-Versorgung.

Taxacher, G. (2006): Der lange Weg zum Arzneimittelgesetz. Hundert Jahre Gesetzeslücke. [online] 24. November 2006. Verfügbar unter: https://www1.wdr.de/archiv/contergan/contergan164.html [Zugriff am: 24.05.2019].

VerfO G-BA (2018): Verfahrensordnung des Gemeinsamen Bundesausschuss, in der Fassung vom 18.12.2008, zuletzt geändert am 16.08.2018.

Vfa – Verband Forschender Arzneimittelhersteller (2013): Stellungnahme für das Bundesministerium für Gesundheit zu den Erfahrungen der forschenden Pharmaunternehmen mit dem Arzneimittelmarktneuordnungsgesetz (AMNOG). [pdf] verfügbar unter: https://www.google.com/url?sa=t&rct=j&q=&esrc=s&source=web&cd=1&cad=rja&uact=8&ved=2ahUKEwjIuJfln8HiAhUxsKQKHV7XBdMQFjAAeg QIRAC&url=https%3A%2F%2Fwww.vfa.de%2Fdownload%2Fstellungnah me-erfahrungen-amnog.pdf&usg=AOvVaw0c1yL_iT_4Dz6EKKcbjPxz [Zugriff am: 27.05.2019].

Widrig, D. (2015): Grundlagen von HTA. In: D. Widrig, Hrsg. 2015. *Health Technology Assessment*. Berlin, Heidelberg: Springer-Verlag. S. 41-145.

Wien, P. und Kuhlmann, M. (2019): Auswirkungen der neuen EU-Medizinprodukte-Verordnung (MDR) sowie der neuen Verordnung für In-vitro-Diagnostika (IVDR) auf die Hersteller in Deutschland. Die Patientenversorgung mit innovativen Medizinprodukten wird schwieriger. Ergebnisse einer Unternehmensbefragung. Berlin. [pdf] verfügbar unter: https://files.vogel.de/vogelonline/vogelonline/files/10302.pdf [Zugriff am: 09.06.2019].

Wille, E. (2015): Zulassung und Erstattung von Medizinprodukten. Status Quo und Reformoptionen. In: F. Höfel, Hrsg. *Versorgungsforschung: Einsichten, Beispiele und Akteure*. 1. Auflage. Stuttgart: Schattauer. S. 39-45.

Willhöft, C. (2018): Innovative Medizinprodukte und Market Access. In: M.A.Pfannstiel, R. Jaeckel und P. Da-Cruz, Hrsg. *Innovative Gesundheitsversorgung und Market Access, Beiträge für Entscheider und Akteure*. 1. Auflage. Wiesbaden: Springer Gabler. S. 165-180.

Windeler, J., Sauerland, S. und Ernst, A.S. (2011): Warum Medizinprodukte in Deutschland einer besseren Regulierung bedürfen. In: U. Repschläger, C. Schulte und N. Osterkamp, Hrsg. 2011. *BARMER GEK. Gesundheitswesen aktuell 2011. Beiträge und Analysen*. Düsseldorf: BARMER GEK. S. 152-167.

Windeler, J. (2016): Real World Data – Adaptive Pathways. Wohin führt der Weg. In: *Zeitschrift für Evidenz, Fortbildung und Qualität im Gesundheitswesen*. 112(1), S. 1-2.

Zens, Y., Fujita-Rohwerder, N. und Windeler, J. (2015): Nutzenbewertung von Medizinprodukten. In: *Bundesgesundheitsblatt 2015*, 58(3), S. 240-247.

Zentner, A. und Haas, A. (2016): Adaptive Pathways. Was würde ein beschleunigter Marktzugang von Arzneimitteln in Deutschland bedeuten? In: *Gesundheits- und Sozialpolitik*, 70(1), S. 59-66.

Zippel, C. (2016): Die Bedeutung von Post Market-Management in der Medizintechnik, Qualität Innovation Wissen. Dissertation. Universität Witten/Herdecke. Wiesbaden: Springer Gabler. S. 11-19.

Anhang

Anhang 1: Gegenüberstellung der Methodenbewertung von Medizinprodukten und der frühen Nutzenbewertung von Arzneimitteln

	Medizinprodukte	Arzneimittel
Inverkehrbringen		
Ebene, auf der die Genehmigung zum Inverkehrbringen erfolgt	auf europäischer Ebene (Konformitätsbewertung) (§ 3 Nr. 20 MPG)	meist auf europäischer Ebene (zentrale Zulassung, dezentrale Zulassung, gegenseitige Anerkennung) nationale Zulassung möglich (BfArM, 2019, o.S.)
Durchführende Institution	privatwirtschaftlich, mit staatlicher Überwachung Benannte Stelle (überwacht durch die ZLG) (§ 15 Abs. 2 MPG)	staatlich EMA nationale Behörde (PEI, BfArM) (BfArM, 2019, o.S.)
Voraussetzung für den Markteintritt	CE-Kennzeichnung (§ 6 Abs. 1 MPG)	Zulassung (§ 21 Abs. 1 AMG)
Nutzenbewertung – Steuerung und Organisation		
Verfahren in Kraft getreten am	1. Januar 2016 (§ 4 MeMBV)	1. Januar 2011 (§ 11 AM-NutzenV)
Verantwortliche Institution für die Bewertung	IQWiG (IQWiG, 2017a, S. 27)	IQWiG, Dritte oder der G-BA (5. Kapitel § 17 Abs. 2 VerfO G-BA)
Verantwortliche Institution für die Entscheidungsfindung	G-BA (2. Kapitel § 37 Abs. 1 Satz 1 VerfO G-BA)	G-BA (5. Kapitel § 20 Abs. 1 VerfO G-BA)
Weitere am HTA-Prozess beteiligte Institutionen	• Bundesministerium für Gesundheit • Unterausschuss Methodenbewertung • Institut für Entgelte im Krankenhaus • weitere Hersteller • Sachverständige • Dachverbände • Patientenvertreter • Krankenhäuser • (2. Kapitel § 6 Abs. 2 VerfO G-BA)	• Bundesministerium für Gesundheit • Unterausschuss Arzneimittel des Gemeinsamen Bundesausschuss • weitere pharmazeutische Unternehmer • Sachverständige • Dachverbände • Patientenvertreter • (5. Kapitel § 19 Abs. 1 VerfO G-BA)
Bewertungsgegen-	• Neue Untersuchungs- und Be-	• neu zugelassene Arz-

	Medizinprodukte	Arzneimittel
stand	handlungsmethoden auf Basis eines Medizinproduktes mit hoher Risikoklasse nach erstmaliger Anfrage eines Krankenhauses (2. Kapitel § 33 VerfO G-BA)	neimittel • neu zugelassene Anwendungsgebiete bereits zugelassener Arzneimittel (5. Kapitel § 1 Abs. 2 VerfO G-BA)
Vergütungsregelungen	• Methode mit belegtem Nutzen oder Potenzial einer Behandlungsalternative jeweils in Verbindung mit dem Status 1 vom InEK: Verhandlung eines Zusatzentgeltes nach § 4 Abs. 2 KHEntgG zwischen Krankenhäusern, die für die Methode eine Anfrage gestellt haben, und regionalen Krankenkassen • Methode ohne Nutzen und ohne Potenzial einer Behandlungsalternative: Ausschluss aus der Erstattung i.V.m. § 137c SGB V • (§ 137h Abs. 3-5 SGB V)	• Arzneimittel mit geringerem ZN: Abschlag auf die Jahrestherapiekosten der zVT • Arzneimittel ohne ZN: Einordnung in eine Festbetragsgruppe nach §35 Abs. 1 SGB V. Falls eine Einordnung in bestehende Festbetragsgruppen nicht möglich: Erstattungsbetragsverhandlung nach §130b SGB V, wobei die Jahrestherapiekosten der zVT nicht überstiegen werden sollen • Arzneimittel mit ZN: Erstattungsbetragsverhandlung nach § 130b SGB V im Rahmen eines Zuschlags auf die Jahrestherapiekosten der zVT (vgl. GKV-SV, 2016, o.S.)
Einbeziehen von Stakeholdern	• schriftliche Stellungnahme von Sachverständigen der medizinischen Wissenschaft und Praxis, Dachverbänden von Ärztegesellschaften, Spitzenverbänden der Selbsthilfegruppen und Patientenvertretungen sowie Spitzenorganisationen der Hersteller von Medizinprodukten und -geräten (alle auf Basis eines	• schriftliche Stellungnahme von Sachverständigen der medizinischen und pharmazeutischen Wissenschaft und Praxis, Dachverbänden der Ärztegesellschaften, Spitzenverbänden der pharmazeutischen Unternehmer, betroffenen pharmazeutischen Unternehmern und Berufsvertretungen der Apotheker innerhalb von 3 Wochen möglich (5. Kapitel § 19 Abs. 1

	Medizinprodukte	Arzneimittel
	Fragebogens) innerhalb einer Frist, die einen Monat nicht unterschreiten soll, möglich (2. Kapitel § 6 Abs. 2-3 VerfO G-BA) • mündliche Stellungnahme für oben genannte Personen möglich, falls schriftliche Stellungnahme abgegeben wurde (1. Kapitel §12 Abs. 1 VerfO G-BA)	VerfO G-BA) • mündliche Stellungnahme für oben genannte Personen möglich, falls schriftliche Stellungnahme abgegeben wurde (5. Kapitel § 19 Abs. 2 VerfO G-BA)
Internationale Zusammenarbeit	• Mitarbeit in verschiedenen europäischen Gremien (u.a. EUnetHTA, INAHTA, HTAi, ISPOR) • Austausch mit anderen HTA-Instituten • (vgl. IQWiG, 2019, o.S.)	• Mitarbeit in verschiedenen europäischen Gremien (u.a. EUnetHTA, INAHTA, HTAi, ISPOR) • Austausch mit anderen HTA-Instituten • (vgl. IQWiG, 2019, o.S.)
HTA Themenauswahl und Darstellung		
Institution für die Themenwahl	• G-BA	• G-BA
Kriterien für Themenfindung	• Krankenhaus übermittelt erforderliche Informationen gemäß Anlage V VerfO dem G-BA • Die NUB-Anfrage wird erstmalig beim Institut für das Entgeltsystem im Krankenhaus (InEK GmbH) nach § 6 Abs. 2 Satz 3 KHEntgG gestellt • Methode beruht auf einem Medizinprodukt mit hoher Risikoklasse und besonders invasiven Charakter • Die Methode weist ein neues theoretisch-	• erstattungsfähige Arzneimittel, die ab 01.01.2011 erstmals in Verkehr gebracht wurden (5. Kapitel § 1 Abs. 2 VerfO G-BA) • Arzneimittel mit neuem Anwendungsgebiet, soweit der Wirkstoffen nach dem 01.01.2011 in Verkehr gebracht wurde (ebd.) • pU oder G-BA beantragen erneute Nutzenbewertung aufgrund neuer wissenschaftlicher Erkenntnisse (frühestens ein Jahr nach Veröffentlichung des vorherigen G-BA Beschluss) (ebd.) • Arzneimittel mit Befris-

	Medizinprodukte	Arzneimittel
	wissenschaftliches Konzept auf • Methode muss vom Leistungsanspruch des gesetzlichen Krankenversicherten umfasst sein • (2. Kapitel § 29 Abs. 2 VerfO G-BA)	tung müssen erneut bewertet werden (ebd.) • Arzneimittel mit neuer Zulassung und neuem Unterlagenschutz (ebd.) • Arzneimittel für seltene Leiden müssen erst ab einem Jahresumsatz von 50 Millionen Euro bewertet werden (5. Kapitel § 8 Abs. 1 Nr. 6 VerfO G-BA) • Möglichkeit der Freistellung von der Dossiereinreichung: bei geringfügigen Ausgaben für die gesetzlichen Krankenkassen (Jahresumsatz von weniger als einer Million Euro) (5. Kapitel § 15 VerfO G-BA)
Kriterien für die Bewertung	• Feststellung des allgemein anerkannten Standes der medizinischen Erkenntnisse zu Nutzen, Notwendigkeit und Wirtschaftlichkeit (2. Kapitel § 9 Abs. 1 VerfO G-BA) • Vollständigkeit und Plausibilität der vom Krankenhaus eingereichten Informationen (2. Kapitel § 34 VerfO G-BA)	• ZN ggü. zVT • Grundlage ist das Dossier • Nutzenbewertung anhand internationaler Standards der evidenzbasierten Medizin und der Gesundheitsökonomie (5. Kapitel § 18 Abs. 1-2 VerfO G-BA)
Kriterien öffentlich verfügbar	• Allgemeine Methoden des IQWiG (IQWiG, 2017a, S. 1-268) • Verfahrensordnung des G-BA (G-BA, 2018, S. 1-250)	• Allgemeine Methoden des IQWiG (IQWiG, 2017a, S. 1-268) • Verfahrensordnung des G-BA (G-BA, 2018, S. 1-250)
Zeitraum der Bewertung	• Bewertung: 6 Wochen nach Einreichung der Unterlagen des Herstellers	• Bewertung: 3 Monate nach Einreichung des Dossiers durch den pU (5. Kapitel § 18 Abs. 5

	Medizinprodukte (IQWiG, 2017a, S. 28) • G-BA Beschluss: weitere 3 Monate (2. Kapitel § 37 Abs. 1 Satz 2 VerfO G-BA)	Arzneimittel Satz 1 VerfO G-BA) • G-BA Beschluss: weitere 3 Monate (5. Kapitel § 20 Abs.1 Satz 1 VerfO G-BA)
Evidenzanforderungen und Bewertungsmethoden		
Vom Hersteller bzw. Krankenhaus einzureichende Unterlagen	• Administrative Informationen (u.a. Bestätigung der Herstellung des Benehmens mit dem Medizinproduktehersteller, Bestätigung über eine NUB-Anfrage) • Angaben zur Methode und den Voraussetzungen einer Bewertung nach § 137h SGB V • Weitere medizinproduktbezogene Angaben (sofern dem Krankenhaus bekannt) • Weitere medizinproduktbezogene Angaben des Herstellers (optional vom Hersteller auszufüllen) • Informationen über den Stand der wissenschaftlichen Erkenntnisse • Eckpunkte einer Erprobungsstudie (optional) • (2. Kapitel § 33 Abs. 1 i.V.m. Anlage V zum 2. Kapitel VerfO G-BA)	• Dossier nach Vorlagen des G-BA: • Administrative Informationen • Beschreibung des zu bewertenden Arzneimittels und über die zugelassenen Anwendungsgebiete • Angaben zur zVT, Anzahl der Patienten, Kosten für die GKV und Anforderungen an qualitätsgesicherte Anwendung • medizinischer ZN im Verhältnis zur zVT • Literatur und Checklisten • (5. Kapitel § 9 Abs. 2 i.V.m. Anlage II.4 zum 5. Kapitel VerfO G-BA)
Systematische Literaturrecherche und -synthese	• Suche nach veröffentlichten Studien • Suche nach noch laufenden, abgebrochenen und abgeschlossenen Studien	• alle Zulassungsstudien (5. Kapitel § 9 Abs. 4 Satz 1 VerfO G-BA) • alle Studien, für die der pU Sponsor ist/war oder anderweitig fi-

	Medizinprodukte	Arzneimittel
	in mindestens einem Studienregister • bibliografische Literaturrecherche: mindestens in MEDLINE (Pubmed) • Dokumentation der Suchstrategie und das Datum der Suche unter Nennung der Suchbegriffe • Suche in öffentlich zugänglichen Studienregistern: mindestens in WHO International Registry Tricals Clinical Platform • (Anlage V zum 2. Kapitel VerfO G-BA, S. 87-89)	nanziell beteiligt ist/war (5. Kapitel § 9 Abs. 4 Satz 2 VerfO G-BA) • bibliografische Literaturrecherche und Suche in Studienregistern verpflichtend für RCT mit dem zu bewertenden Arzneimittel, für alle anderen Untersuchungen z.b. indirekte Vergleiche nur, wenn auf deren Basis der ZN bewertet wird (Anlage II.4 zum 5. Kapitel VerfO, S. 10) • bibliografische Literaturrecherche: mindestens in MEDLINE, EMBASE und Cochrane Central Register of Controlled Trials. Optional in themenspezifischen Datenbanken z.B. PsycINFO (ebd.) • Suche in öffentlich zugänglichen Studienregistern: mindestens in clinicaltrials.gov, EU Clinical Trials Register, Klinische Prüfungen PharmNet.Bund, International Clinical Trials Registry Platform Search Portal. Optional in themenspezifischen Studienregistern z.B. krankheitsspezifischen Registern (Anlage II.4 zum 5. Kapitel VerfO, S. 11)
Verwendung unveröffentlichter Literatur	• geplante, noch laufende und abgebrochene Studien werden bei der Literaturrecherche berücksichtigt (Anlage V zum 2. Kapitel VerfO G-BA, S. 87) • G-BA behält sich vor	• Studie kann durch ausführliche Ergebnisberichte aus Studienregistern eingeschlossen werden. Es muss nicht immer eine Vollpublikation vorliegen (Anlage II.4 zum 5. Kapitel VerfO, S. 9)

Anhang

	Medizinprodukte	Arzneimittel
	unveröffentlichte Studien nicht in die Bewertung miteinzubeziehen (a.a.O., S. 74) • Zu den klinischen Daten, die vom Hersteller geliefert werden sollen, zählen u.a. unveröffentlichte Berichte (§ 3 Nr. 25 MPG)	• G-BA muss Betriebs- und Geschäftsgeheimnisse des pU wahren. Ist die Verwertbarkeit der Studienergebnisse von der Veröffentlichung abhängig, kann der G-BA die Veröffentlichung vom pU verlangen (5. Kapitel § 10 VerfO G-BA)
Bevorzugter Studientyp bzw. bevorzugte Evidenz	• soweit möglich Unterlagen der Evidenzstufe I mit patientenbezogenen Endpunkten (z.B. Mortalität, Morbidität, Lebensqualität) (2. Kapitel § 13 Abs. 2 VerfO G-BA) • niedrigere Evidenzstufen möglich, müssen jedoch umso mehr begründet werden, je weiter von Stufe I abgewichen wird (ebd.) • Evidenzklassifizierung: • I a Systematische Übersichtsarbeiten von Studien der Evidenzstufe Ib • I b Randomisierte klinische Studien • II a Systematische Übersichtsarbeiten der Evidenzstufe IIb • II b Prospektiv vergleichende Kohortenstudien • III Retrospektiv vergleichende Studien • IV Fallserien und andere nicht vergleichende Studien • V Assoziationsbeobachtungen, pa-	• klinische Studien nach den internationalen Standards der evidenzbasierten Medizin • best verfügbare Evidenz • vorrangig RCTs mit direkten Vergleichen • indirekte Vergleiche bei fehlenden direkten Vergleichen zulässig • besondere Begründung, wenn keine RCT (Evidenzstufe I) verwendet werden • Aussage zu Wahrscheinlichkeit (Beleg, Hinweis, Anhaltspunkt) und Ausmaß (erheblich, beträchtlich etc.) des ZN muss getroffen werden • Evidenzklassifizierung: • I a Systematische Übersichtsarbeiten von Studien der Evidenzstufe Ib • I b Randomisierte klinische Studien • II a Systematische Übersichtsarbeiten der Evidenzstufe IIb • II b Prospektiv vergleichende Kohortenstudien • III Retrospektiv ver-

	Medizinprodukte	Arzneimittel
	thophysiologische Überlegungen, deskriptive Darstellungen, Einzelfallberichte, nicht mit Studien belegte Meinungen anerkannter Experten, Konsensuskonferenzen und Berichte von Expertenkomitees (2. Kapitel § 11 Abs. 2 VerfO G-BA)	gleichende Studien • IV Fallserien und andere nicht vergleichende Studien • V Assoziationsbeobachtungen, pathophysiologische Überlegungen, deskriptive Darstellungen, Einzelfallberichte, nicht mit Studien belegte Meinungen anerkannter Experten, Konsensuskonferenzen und Berichte von Expertenkomitees • (5. Kapitel § 5 Abs. 3-6 VerfO G-BA)
Bevorzugte gesundheitsökonomische Bewertung	• keine Angabe	• keine Angabe
Leitlinien für methodische Vorgaben	• Allgemeine Methoden vom IQWiG • Verfahrensordnung des G-BA • Vorlagen des G-BA (Anlage V zum 2. Kapitel VerfO G-BA)	• Allgemeine Methoden vom IQWiG • Verfahrensordnung des G-BA • Dossiervorlage des G-BA (Anlage II zum 5. Kapitel VerfO G-BA)
Wahl des Komparators	• angemessene Vergleichsintervention (Anlage V zum 2. Kapitel VerfO G-BA, S. 97)	• zweckmäßige Vergleichstherapie • basierend auf internationalen Standards der evidenzbasierten Medizin • Zulassung im Anwendungsgebiet • vorrangig Therapien mit Endpunktstudien • in der praktischen Anwendung bewährt • von der GKV vergütet • Nutzen durch den G-BA bereits festgestellt • (5. Kapitel § 6 VerfO G-BA)
Vorgaben an die Ergebnisparameter	• patientenrelevante Endpunkte wie Mortalität, Morbidität	• patientenrelevante Endpunkte wie Mortalität, Morbidität und ge-

Medizinprodukte	Arzneimittel
und gesundheitsbezogene Lebensqualität (IQWiG, 2017a, S. 43) • valide Surrogatendpunkte können berücksichtigt werden (a.a.O., S. 44) • Erhebung der gesundheitsbezogenen Lebensqualität mit geeigneten und evaluierten Instrumenten (a.a.O., S. 43) • Verzerrungspotenzial auf Endpunktebene für jede Studie zu bestimmen (Anlage V zum 2. Kapitel VerfO G-BA, S. 93)	sundheitsbezogene Lebensqualität (IQWiG, 2017a, S. 43) • valide Surrogatendpunkte können berücksichtigt werden (a.a.O., S. 44) • Erhebung der gesundheitsbezogenen Lebensqualität mit geeigneten und evaluierten Instrumenten (a.a.O., S. 43) • Nutzen- und Schadensaspekte werden für jeden Endpunkt separat festgestellt (a.a.O., S. 53) • Verzerrungspotenzial auf Endpunktebene für jede Studie zu bestimmen (Anlage II.4 zum 5. Kapitel VerfO G-BA, S. 27) • Mindestens folgende Angaben sollen dargestellt werden: • Ergebnisse der ITT-Analyse • Zahl der Patienten, die in die Analyse eingegangen sind • dem Endpunkt entsprechende Kennzahlen pro Behandlungsgruppe • bei Verlaufsbeobachtungen Werte zu Studienbeginn und Studienende inklusive Standardabweichung • bei dichotomen Endpunkten die Anzahlen und Anteile pro Gruppe sowie Angabe des relativen Risikos, des Odds Ratios und der absoluten Risikoreduktion • entsprechende Maße

	Medizinprodukte	Arzneimittel
		bei weiteren Messniveaus • Effektschätzer mit zugehörigem Standardfehler • Angabe der verwendeten statistischen Methodik inklusive der Angabe der Faktoren, nach denen ggf. adjustiert wurde (a.a.O., S. 28)
Subgruppenanalyse	• keine Angabe	• Subgruppenbetrachtungen möglich und zu bevorzugen (Anlage II.4 zum 5. Kapitel VerfO G-BA, S. 16) • Kriterien zur Unterteilung sind z.B. Geschlecht, Alter, Krankheitsschwere und -stadium, Zentrums- und Ländereffekte (ebd.) • a priori geplante Subgruppenanalysen sind immer darzustellen (ebd.) • Homogenitäts- und Interaktionstests werden durchgeführt, um potenzieller Effektmodifikationen zu untersuchen (IQWiG, 2017a, S. 195)
In der Analyse betrachtete Kosten	• keine Angabe	• Kosten der Therapie pro Patienten für die GKV (§ 9 Abs. 7 Satz 1, 5. Kapitel VerfO G-BA) • für das zu bewertende Arzneimittel sowie die zVT (5. Kapitel § 9 Abs. 7 Satz 2 VerfO G-BA) • Darstellung als Jahrestherapiekosten (Anlage II.3 zum 5. Kapitel VerfO G-BA, S. 11) • Apothekenabgabepreis nach Abzug der gesetz-

	Medizinprodukte	Arzneimittel
		lich vorgeschriebenen Rabatte (§§ 130, 130a SGB V) unter Berücksichtigung der Fach- und Gebrauchsinformation (a.a.O., S. 14) • Kosten der zusätzlich notwendigen GKV-Leistungen (a.a.O., S. 15)
Inkrementelle Kostenanalyse	• nein	• nein
Studiendauer	• IQWiG orientiert sich an Standards für den Nachweis der Wirksamkeit • indikationsspezifische Leitlinien der Zulassungsbehörden dienen als Richtwert • bei chronischen Erkrankungen: längerer Zeithorizont • bei akuten Erkrankungen: kürzerer Zeithorizont • (IQWiG, 2017a, S. 56)	• IQWiG orientiert sich an Standards für den Nachweis der Wirksamkeit • indikationsspezifische Leitlinien der Zulassungsbehörden dienen als Richtwert • bei chronischen Erkrankungen: längerer Zeithorizont • bei akuten Erkrankungen: kürzerer Zeithorizont • (IQWiG, 2017a, S. 56)
Belange der Gerechtigkeit	• keine Angabe	• keine Angabe
Diskontierung	• keine Angabe	• keine Angabe
Modellierungen	• keine Angabe	• jedes Vorgehen, alle Annahmen und Einschränkungen müssen begründet werden • Abweichungen von der im Dossier angegebenen Methodik müssen begründet werden (Anlage II.4 zum 5. Kapitel VerfO G-BA, S. 9)
Sensitivitätsanalysen	• keine Angabe	• Analyse hinsichtlich methodischer Faktoren (Anlage II.4 zum 5. Kapitel VerfO G-BA, S. 16) • IQWiG berücksichtigt univariate, multivariate

	Medizinprodukte	Arzneimittel
		deterministische und probabilistische Sensitivitätsanalysen (IQWiG, 2017a, S. 108) • IQWiG orientiert sich an den Empfehlungen der gemeinsamen Modeling Good Research Practices Task Force Working Group der ISPOR und der SMDM (ebd.) • minimale und maximale Werte sollen dargestellt werden (a.a.O., S. 109)
Schwellenwert für Kosteneffektivität oder Zahlungsbereitschaft	• keine Angabe	• keine Angabe
Fehlende oder unvollständige Daten	• keine Angabe	• keine Angabe
Unterstützung für methodische Entwicklung	• G-BA berät kostenlos zum Verfahren und seinen Anforderungen im Hinblick auf konkrete Methoden (2. Kapitel § 38 VerfO G-BA)	• G-BA berät pU kostenpflichtig auf Antrag zur zweckmäßigen Vergleichstherapie, sowie zu vorzulegenden Unterlagen und Studien (5. Kapitel § 7 VerfO G-BA)
HTA Verbreitung und Implementierung		
Verbreitungskanäle für HTA-Ergebnisse	• auf der Internetseite des G-BA (2. Kapitel § 37 Abs. 1 Satz 2 VerfO G-BA)	• auf der Internetseite des G-BA (5. Kapitel § 20 Abs. 1 Satz 2 VerfO G-BA)
Ziel der Bewertung	• Entscheidung über die Vereinbarung eines Zusatzentgeltes, Durchführung einer Erprobungsstudie oder Ausschluss der Methode aus dem GKV-Leistungskatalog (§ 137h Abs. 3-5 SGB V)	• Grundlage für Erstattungsbetragsverhandlungen zwischen dem pU und dem GKV-SV (Ausnahme: Arzneimittel ohne ZN, die in eine Festbetragsgruppe eingeordnet werden können) (5. Kapitel § 20 Abs. 2 VerfO G-BA)
Betrachtete Evidenz für die Entschei-	• eingereichte Informationen des Kran-	• das eingereichte Dossier des pU (§ 7 Abs. 1

	Medizinprodukte	Arzneimittel
dungsfindung	kenhauses gemäß Anlage V • Bericht des IQWiG • schriftliche und mündliche Stellungnahmen • (2. Kapitel § 9 Abs. 2 Satz 1 VerfO G-BA)	Satz 1 AM-NutzenV) • Dossierbewertung des IQWiG (§ 7 Abs. 1 Satz 2 AM-NutzenV) • schriftliche und mündliche Stellungnahmen (5. Kapitel § 19 Abs 3 Satz 1 VerfO G-BA)
Hindernisse für eine wirksame Umsetzung benannt	• keine Angabe	• keine Angabe
Formale Prozesse zur Einflussmessung vorhanden	• nein	• nein
Re-Evaluierung oder Anfechtung der Bewertung	• BMG kann Richtlinie zum Ausschluss einer Methode nach § 137c SGB V beanstanden (§137c Abs. 2 SGB V)	• eine Klage gegen die Nutzenbewertung des G-BA ist nicht möglich • nachdem die Schiedsstelle einen Erstattungsbetrage festgesetzt hat, kann der Schiedsspruch angefochten werden. Der Sachverhalt kann auf Basis einer kostenpflichtigen Kosten-Nutzen-Bewertung nach § 35b SGB V neu verhandelt werden (5. Kapitel § 23 Abs. 2 Nr. 2 VerfO G-BA) • der pU kann frühestens ein Jahr nach Beschluss der Nutzenbewertung aufgrund neuer wissenschaftlicher Erkenntnisse eine neue Bewertung beantragen (5. Kapitel § 14 VerfO G-BA)
Rechenschaftspflicht für Stakeholderbeiträge	• schriftliche und mündliche Stellungnahmen der unterschiedlichen Stakeholder müssen in die Ergebnisfindung einbezogen werden (2. Kapitel § 36 Satz 3 VerfO G-BA)	• schriftliche und mündliche Stellungnahmen der unterschiedlichen Stakeholder müssen in die Ergebnisfindung einbezogen werden (5. Kapitel § 19 Abs. 3 Satz 1 VerfO G-BA)

	Medizinprodukte	Arzneimittel
Transparenz/ öffentlich verfügbare Dokumente	• Methodenpapier des IQWiG • Verfahrensordnung des G-BA • Vom Krankenhaus eingereichte Unterlagen: Formular zur Informationsübermittlung, ggf. Abschnitt IIIb des Formulars (Angaben des Herstellers) • Beschluss des G-BA • Dokument „Tragende Gründe zum Beschluss" • Abschlussbericht • (G-BA, 2019a, o.S.)	• Methodenpapier des IQWiG • Verfahrensordnung des G-BA • Dossier Modul 1-4 des pU • Nutzenbewertung • Beschluss des G-BA • Dokument „Tragende Gründe zum Beschluss" • Dokument „Zusammenfassende Dokumentation" • (G-BA, 2019b, o.S.)

Quellen: AMG, 2019, o.S.; AM-NutzenV, 2019, o.S.; BfArM, 2019, o.S.; G-BA, 2019a, o.S.; G-BA, 2019b, o.S., IQWiG, 2017a, S. 27 ff.; MeMBV, 2015, o.S.; MPG, 2017, o.S.; SGB V, 2019, o.S. und VerfO, 2018, S. 33 ff.